国境卫生检疫
风险分析技术与SAS实战

裘炯良　郑剑宁　主编

中国质检出版社
中国标准出版社
北　京

图书在版编目(CIP)数据

国境卫生检疫风险分析技术与 SAS 实战/裘炯良等主编．
—北京：中国质检出版社，2016.8
ISBN 978 - 7 - 5066 - 8313 - 5

Ⅰ.①国…　Ⅱ.①裘…　Ⅲ.①国境检疫—卫生检疫—
风险分析—统计分析—应用软件　Ⅳ.①R185.3 - 39

中国版本图书馆 CIP 数据核字（2016）第 161530 号

中国质检出版社
　　　　　　　　　　　　　　出版发行
中国标准出版社

北京市朝阳区和平里西街甲 2 号　（100029）
北京市西城区三里河北街 16 号　（100045）
网址：www.spc.net.cn
总编室：（010）68533533　发行中心：（010）51780238
读者服务部：（010）68523946
中国标准出版社秦皇岛印刷厂印刷
各地新华书店经销

＊

开本 787×1092　1/16　印张 13　字数 271　千字
2016 年 8 月第一版　　2016 年 8 月第一次印刷

＊

定价 39.00 元

编审委员会

序　言

　　世界国境卫生检疫的产生迄今已有 600 多年的历史。中国国境卫生检疫诞生于 1873 年，也走过了风风雨雨 130 余年。最初是在上海、厦门海关设立卫生检疫机构，制定检疫章程，并任命当时的部分海关官员为卫生检疫官员，开始登轮检疫，这是中国卫生检疫的雏形。新中国成立后，党中央和国务院十分重视卫生检疫工作，使卫生检疫事业得到跨跃式发展。1957 年，毛泽东主席签署主席令公布实施《中华人民共和国国境卫生检疫条例》；1979 年，我国宣布承认世界卫生组织制定的《国际卫生条例》，承担有关国际义务；1986 年，李先念主席签署发布《中华人民共和国国境卫生检疫法》，该法于 1987 年 5 月 1 日起施行，对我国的海、陆、空港卫生检疫工作做了全面而系统的规定；1989 年，经国务院批准，《中华人民共和国国境卫生检疫法实施细则》出台，对防止传染病的传入和传出，保障人民生命健康安全，促进对外贸易的发展与国际间人员的往来起到了至关重要的作用。2005 年，《国际卫生条例（2005 年）》颁布，并于 2007 年 6 月 15 日正式生效。新条例改变了传统的国际间卫生检疫管理模式，由管理三种检疫传染病扩大到管理国际关注的突发公共卫生事件，以预防、控制传染性疾病及口岸核生化有害因子的国际间传播。

　　近二十年来，全球疫情形势日趋复杂化。危害严重的传染病周而复始地间隔暴发流行，2003 年的 SARS、2005 年的人感染高致病性禽流感、2009 年的甲型 H1N1 流感、2014 年的埃博拉出血热等，对世界各国人民的生命健康安全造成巨大威胁，也对疫情流行地区的经济发展造成灾难性影响。中国作为人口大国和世界第二大经济体，也难置身事外。为此，有效防控传染病疫情和核生化有害因子的输入和播散，成为我国政府重点关注的重心之一，也是当前国家总体安全观题中的应有之义。国境卫生检疫是一项技术性很强的工作，随着近年来风险管理理论的不断发展，卫生检疫风险管理工作也得到了长足的发展。尽管如此，作为风险管理的核心——风险分析技术的发展仍处于起步阶段，需要在探索中发展，在发展中成熟和更新。

　　随着我国对外开放程度的不断加大，对外贸易的进一步发展，出入境人员、交通工具及货物商品数量与日俱增，有关卫生检疫的技术性执法工作也应进一步加强。而这其中，风险管理前沿理论与最新技术的引入、应用与创新，是卫生检疫守卫好国门安全的同时，又能很好地服务国民经济发展的重要课题，需要花大力气去研究、去推动、去发展。本书是宁波出入境检验检疫局的同志们在国家质检总局的领导下，开拓创新、积极探索，长期以来致力于卫生检疫风险管理技术研究成果基础上的经验总结，有一定的实践应用价值，将对提高卫生检疫技术性执法能力水平，对保障人民群众生命健康和社会公共卫生安全，对促进入出境交通和对外贸易发展，均将起到较好的作用。

质检总局卫生检疫监管司司长

2015 年 5 月

前　言

国境卫生检疫风险管理是风险管理学科体系中的一个重要分支，是一门应用科学。而在这一分支学科中，技术性最强，也是最核心的部分即是风险分析技术。现代概率论和数理统计分析技术的不断发展，为风险分析技术提供了坚实的理论基础和可操作的实践工具。本书旨在介绍国境卫生检疫领域开展风险管理所涉及的前沿统计风险分析技术理论与方法，以及应用 SAS 统计分析平台的实践操作步骤。全书共分 6 章，从国境卫生检疫风险管理、SAS 分析平台、时间序列分析、数据挖掘技术、空间分析技术以及风险分析工具的开发六个方面重点展开介绍。为提高本书的实用性，在对各种前沿统计风险分析技术作详细描述的同时，结合国境卫生检疫一线的实践案例，应用 SAS 分析平台展示统计风险分析的全过程，并详细介绍了风险分析操作步骤和结果研判，对其中的关键环节更是增加了详尽的解释与说明。

本书既全面、系统地介绍了相关基础理论，又从实践应用角度手把手地演示了如何应用计算机软件开展统计风险分析研究。该书适用于不同层次、不同专业的读者群。有一定统计学基础的读者，可以通过阅读本书进一步了解高级统计学在风险分析领域中的应用以及前沿的统计风险分析技术；对于统计学基础较为薄弱的读者而言，阅读本书后，只要按图索骥，按照本书中的案例操作介绍，一步一步地在 SAS 分析平台中操作，同样可以获得所需要的分析结果。此外，对于非国境卫生检疫领域的读者群，也可以按照本书中介绍的 SAS 统计风险分析操作步骤开展与其相关专业的风险分析。

编著者
2016 年 4 月

目　录

第一章 国境卫生检疫风险管理与风险分析技术

第一节 风险的定义和分类

一、风险的定义

最早对风险开展系统性研究的是美国哥伦比亚大学学者 Allan H. Willett 博士，其早在 1901 年就在他的博士论文《风险及保险经济理论》中对风险作出定义："所谓风险，就是关于不愿发生的事件发生的不确定性之客观体现"。这个定义是包含了三层中心意思：第一层表达风险的本质具有不确定性，如果是确定的事物，则无所谓存在风险；第二层说明风险的客观存在性，从唯物主义哲学观来看，自然界万事万物均是运动着的，因此，均有风险存在；第三层表明风险并非主观意愿的。

此后，不断有学者对风险作出新的定义。随着历史的发展，学者们对风险的认识逐步深化，到 20 世纪 60 年代，美国著名的风险管理专家 C. A. Williams 教授将风险定义为："在给定的情况下和特定的期间内，那些可能发生的结果间的差异。"

我国对于风险的定义则是"可能发生的危险"〔参见《现代汉语词典》（第 5 版）〕。尽管目前，学术界对风险还未明确一个统一的定义，但是风险由两个层次的内涵组成这一概念已达成共识，即：一是风险具有不确定性，对于不确定性的程度可以用概率来衡量；二是一旦事件发生，其后果的严重程度和造成的损失大小。简而言之，就是风险包含可能性和严重性两个属性。另一个达成共识的观点是：在一定理论和技术的基础上，风险是可以预测的。

二、风险的分类

一般而言，风险可以从以下四个角度进行分类：

（一）按性质分类

风险按其性质的不同可分为特定风险和投机风险。

1. 特定风险

特定风险又称纯粹风险，是指只有损失机会而没有得利可能的风险。国境卫生检疫领域中的风险基本上都属于此类风险，如口岸传染病疫情一旦传入或传出，只有导致疫情播散而造成人民生命健康安全损失的风险。此类风险事件通常会重复发生，并服从大数定律，因而有进行预测的可能性。

2. 投机风险

主要特点是既有损失机会，也有得利可能的风险。该风险会引起三种结果，即损失、不得利也无损失和得利。由于此类风险具有多变性和无规律性，故而从风险管理角度而言，多不考虑作为研究对象。

（二）按产生的环境分类

风险按产生的环境可分为静态风险和动态风险。

1. 静态风险

静态风险是指自然力的不规则变化或人类的过失行为导致的风险。如国内外传染病疫情的暴发与流行等，即属于静态风险。一般而言，在静态风险面前，人类往往处于被动的地位，并且一旦发生只会给人类带来损失。因此，静态风险事件如从风险的性质角度分析，应属于特定风险或称纯粹风险。

2. 动态风险

动态风险主要包括社会、经济、科技或政治变动所产生的风险。如人口的增长、技术的进步、经济体制的改革等均可能带来风险。在动态风险面前，人类往往处于较为主动的地位，有选择的余地。

此外，还有按风险的对象分类，可以分为财产风险、责任风险、信用风险、人身风险；按风险发生的原因分类，可以分为自然风险和人为风险；按风险波及的范围分类，可以分为局部风险和整体风险；按风险控制程度分，可以分为可控性风险和不可控性风险等。

第二节　风险管理的定义和程序

一、风险管理的起源与发展

风险管理是一门新兴的管理学科，产生于 20 世纪 30 年代，到 70 年代以后逐渐掀起全球性的风险管理运动。近 20 年来，美、英、法、德、日等发达国家均先后建立并发展了行业风险管理框架与体系。自 20 世纪 80 年代以来，风险管理得到了飞速的发展，风险管理理念和思维框架不断提升，风险控制、转移等具体方法与技术不断创新，特别是概率论和数理统计为其提供了坚实的理论基础和可操作的实践依据。

我国的风险管理研究始自 20 世纪 80 年代。随着我国改革开放的深入，我国企业在国内、国际市场中面临的风险不断增多，因此，风险管理率先被引入企业的管理范畴，并取得显著的业绩。此后，我国多个行业包括政府部门，如海关等也开始将风险管理的理念与方法应用于实际的监管工作。

二、风险管理的概念

在风险管理的发展过程中，由于不同学者对风险管理出发点、目标、手段和管理范围等强调的侧重点不同，形成了不同的学说，其中最具有代表性的风险管理学说有两种，分别是美国学说和英国学说。美国学者侧重于风险的处理上，其往往从狭义的角度来理解和解决风险问题，并将风险管理的对象局限于特定风险。如阿瑟阿姆等学者将风险管理定义为："风险管理是处理个人、家庭、企业或其他黑体所面临纯粹风险的一种有组织的方法"；还有学者认为"风险管理是对实际损失和潜在损失的控制"等。而英国学者对风险管理的定义侧重于对经济的控制和处理方面。如 Dixon 等认为风险管理是对威胁企业的生产和收益能力的一切因素予以确认、评价和经济的控制。

上述的不同阐述，是从不同的角度、不同的范畴来理解风险管理，或多或少具有一定的局限性。随着风险管理的广泛应用，对它的研究也在不断的深入，目前对于风险管理相对比较成熟的，也是得到广泛共识的定义是"风险管理是通过对风险的识别、衡量和控制，以最少的成本将风险导致的各种不利后果减少到最低限度的科学管理方法"。

三、风险管理的程序

风险管理是一种项目性、技术性很强的严谨工作，一般要经过五个严格的步骤来完成，这五个步骤主要是风险识别、风险分析、风险评价、风险决策以及风险管理效果评价和反馈，其通用流程图详见图 1-1。

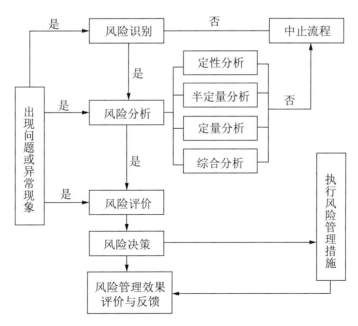

图 1-1 风险管理的程序

（一）风险识别

风险识别又称危害识别（Risk Identification），是指利用各种分析、判断、归纳的手段和方法，对现实的（显性的）和潜在的（隐含的）风险性质进行鉴别的过程。风险识别可以运用感性的认知或经验，也可借助历史资料或已发生的事件记录来进行。风险识别在整个风险管理过程中的具有举足轻重的作用，风险因素或因子识别不到位，直接影响后续风险分析、风险评估的有效性。因此，现在通行的做法是，在风险识别环节均会组成一个或一个系列的风险专家组，来对某一类事件的风险因素进行分析与识别，以确保风险识别全面、准确和有效。此外，由于风险具有可变性，风险识别必然是一项持续的和系统的工程，风险管理者在开展风险管理过程中必须密切关注事件的风险发展动态变化，以便随时发现新的风险。

（二）风险分析

风险分析（Risk Analysis）环节，包括评估风险发生的概率、风险发生后的损失程度估计等。风险分析与风险识别息息相关，通过风险识别，明确一系列与事件相关的风险因素及这些风险因素相对应的风险特征或水平（通称为风险信息），通过科学的、有效的方法（包括专家经验估计、风险统计和估测等），确定风险损失发生的条件或概率，以及可能造成的后果或危害。风险分析环节是整个风险管理过程的核心环节，也是技术性要求最高的环节。

（三）风险评价

风险评价也称风险评估（Risk Assessment），是指在风险识别和风险分析的基础上，将风险的大小与可接受的水平相比较，决定是否采取控制措施及采取何种程度的控制措施。

（四）风险决策

风险决策（Risk Decision-making），是依据风险所发生的概率及风险发生后的损失程度，以何种方式解决其风险的判断。风险决策的选择方式主要有：风险避免、降低风险度、风险转移、风险承担四种。

（五）风险管理效果评估与反馈

该环节是一个动态的、变化的管理过程。事物是运动的、发展的过程，作为管理形式的一种，风险管理模式同样需要作不断的调整和改进，使其不断适应事物发展的需要。

以上是风险管理的基本程序和管理思路。一般来说，任何机构或组织开展风险管理都不外乎遵循这五个步骤或环节。

第三节 国境卫生检疫风险管理

一、国境卫生检疫重要性

当前，全球传染病疫情形势严峻，近十年来，世界疫情接连不断，如令世人震惊的炭疽"白粉末事件"，席卷全球、摧枯拉朽的"非典"风暴，令全世界谈"禽"色变的人感染高致病性禽流感疫情，国外烈性、新发、罕见的人类传染病，如肺鼠疫、黄热、埃博拉、马尔堡、基孔肯雅病等间或暴发、流行。与此同时，全球经济一体化和国际贸易的发展以及现代先进的交通工具与观光旅游事业的蓬勃发展，为传染性疾病在全球的传播、扩散创造了极为有利的条件，高山、大海等天然屏障的作用已变得越来越小。特别是传染病可以通过外来有害生物作为传播媒介，通过其携带的病原体进行播散，而且在时机或条件成熟的情况下，引起传入地的传染病暴发、流行，甚至带来灾难性的瘟疫，给人民群众的生命健康带来严重危害。

出入境检验检疫机构是国家设立在口岸上承担着防止传染病疫情传入传出的"国门卫士"，防范传染性疾病的输入，保障国家的卫生安全和人民群众的生活健康是其重要的工作职责之一。

二、国境卫生检疫风险管理定义

国境卫生检疫风险管理是风险管理在国境卫生检疫领域中的应用，应该说它是风险管理学科的分支学科。具体来说，是指由出入境检验检疫机构运用各种先进的管理工具和技术，通过对传染病疫情播散的主、客观因素进行风险分析、评价，考虑到传染病疫情在国境口岸传入传出的种种不确定性，提出供决策的方案，力求以最少的检验检疫成本，获得最大的卫生安全保障。

三、国境卫生检疫风险管理的程序

（一）确定风险管理目标

选择最经济和有效的方法，使卫生检疫监管成本最小。它可以分为损失前的管理目标和损失后的管理目标。

（1）损失前的管理目标：选择最经济和最有效的方法来减少或避免损失的发生，将损失发生的可能性和严重性降至最低限度，从而提高工作效率。即通过最经济和有效的方法来减少或避免传染病传入传出的可能性，或将传染病在国境口岸传入传出的可能性和严重性降至风险可控的程度。

（2）损失后的管理目标：一旦损失发生，尽可能减少直接损失和间接损失，使其尽快恢复到损失前的状况。即当传染病疫情直接或通过间接（如外来医学媒介生物等）传入或传出国境口岸后，通过风险评估，确定管控环节，尽最大可能减少传染病在国内播散或引起它国乃至全球的流行。

（二）风险分析

卫生检疫风险分析主要包括风险识别、风险估计两个部分。

1. 风险识别

出入境检验检疫机构在应对卫生检疫风险之前，必须意识到它的存在，使用一些系统化和科学的方法对风险进行识别，识别卫生检疫风险产生的原因和存在的条件，以及损失发生后可能带来的严重后果。卫生检疫风险识别的方法主要有以下几种：

（1）表格和问卷识别法：风险管理者利用设计好的表格和问卷，对某一种或几种风险进行识别。这些表格通常是由专业人员设计，是为缺乏专业风险管理人员的单位服务的既有价值又实用的识别方法。

（2）风险列举法：根据相关资料做出流程，分析每项卫生检疫工作可能遭遇到的风险。常用的方法有流程图分析法等。

（3）风险因素预先分析法：在每一项卫生检疫工作开始之前，对系统所存在的风险因素类型、出现的条件、导致传染病传入传出的后果预先作一概略的分析，主要包括传染病传入传出的可能类型、调查风险源、认识转换条件、划分等级等步骤。

（4）场景分析法：识别可能引起有关风险的关键因素以及影响程度的方法，主要通过有关数字、表格、曲线、图形等将可能的卫生检疫风险因素或场景描绘出来，以说明某些因素或事件导致风险的条件及因素。

（5）安全检查表分析法：按照系统工程的分析方法，在对口岸卫生检疫工作作为一个整体系统进行科学分析的基础上，找出各种可能存在的风险因素，然后以提问的方式将这些风险因素列成表格。

2. 风险估计

风险估计是指对过去损失资料（即传染病疫情传入或传出数据）分析的基础上，运用概率论和数理统计的方法，对某一个或多个特定传染病疫情携带载体（如国际航行船舶、集装箱、出入境人员、邮包等）中可能导致传染病传入传出的概率，以及传染病疫情已经传入或传出所造成的损失的严重程度作出定量分析，从而预测出较精确并满足一定规律的结果的过程。它主要是研究传染病传入或传出风险发生的概率。

四、国境卫生检疫风险管理框架

（1）口岸传染病风险管理理论（包括概念、原理、风险评估方法、指标体系、评估流程、风险措施、风险交流等）。

（2）基于交通工具的传染病风险防控体系（包括管理文件、风险评估指标体系、风险分析技术、风险防控措施等）。

（3）基于出入境集装箱货物的传染病风险防控体系（包括管理文件、风险评估指标体系、风险分析技术、风险防控措施等）。

（4）基于出入境人员的传染病风险防控体系（包括管理文件、风险评估指标体系、风险分析技术、风险防控措施等）。

（5）新开国际航线的传染病风险分析防控体系。

（6）传染病口岸与地方联防体系。

（7）开发对应的口岸传染病风险防控计算机信息化系统。

（8）开展口岸传染病风险防控标准化建设。

第四节　国境卫生检疫风险管理案例

一、案例1：应用风险矩阵法建立国境口岸传染病流行风险评估体系

（一）概述

近十年来，国际传染病疫情形势日趋复杂。新型致病微生物不断涌现，有些甚至在短期内席卷全球，造成世界范围内的流行，如 SARS 病毒等；原来就在自然界存在的病原体也因为不断发生变异而提升其传播能力或致病能力，如甲型 H1N1 流感病毒、耐药结核杆菌等。尽管在近十年来，全球已有近十种传染病在局部范围或世界范围内造成暴发流行，有些甚至是在极短时间内造成大流行，但从历史唯物主义角度来回顾，这些传染病自出现到流行仍然有清晰的轨迹可循。只要在传染病开始较大范围流行之初，即能够识别，并采取有效的防控措施，仍然可在一定程度上降低其在全球流行的几率，减少其对全世界人民生命健康安全造成的危害。而这就是出入境检验检疫部门开展口岸传染病流行风险评估工作的重要职责和目的所在。通过建立国境口岸传染病流行风险评估体系，并采用回顾性研究的方法将其应用于近三年来出现，已造成流行或存在流行潜在可能的传染病的风险评估，以供广大出入境检验检疫人员及疾病预防控制工作人员参考应用。

（二）资料与方法

1. 评估指标的选取

（1）文献梳理：通过文献检索的方式获得近百篇国内外各类传染病相关的文献资料，应用比较分析的方法梳理出造成流行的各类风险因素，采用层次分析法将梳理出

来的风险因素按目标层（R_i）、准则层（R_{ij}）和指标层（R_{ijk}）进行分层归类。

（2）专家评估：邀请系统内外专家对分层归类后的传染病流行风险因素进行研讨，以相对独立、指标稳定、易于评估等原则，剔除其中不适合用于口岸传染病流行风险评估的指标。

2. 评估方法的确立

风险评估方法包括德尔菲法、专家评估法、风险矩阵法和风险流程图法等。对应的又可分为定性、定量和半定量风险评估3种。定性评估适合于大多数风险评估工作，是日常决策最常用的风险评估方法。定性风险评估是通过对风险因素进行合理的逻辑推理，以确定风险发生的可能性及造成后果严重性的方法。本次研究在综合多种风险评估方法的优缺点后，确定应用风险矩阵方法进行口岸传染病流行风险评估，同时为提高精确度，对定性的风险等级同时进行赋值，因此，本次研究从技术层面看实质是半定量评估法。并且针对口岸传染病流行的风险特点，设定矩阵的两个维度为传播风险和易感风险，用文字表达风险水平，用"极低""低""中等""高""极高"等来描述风险等级，对应赋值1~5分。

3. 评估体系的构建

按照传播风险和易感风险两个风险矩阵维度，分别确定不同维度下的风险评估指标，构建出口岸传染病流行风险评估指标体系。

4. 回顾性评估修正

选取近三年来，造成某个（些）国家或全球流行的经典传染病案例4个。应用所建立的风险评估体系进行回顾性综合评估，并结合传染病后期实际流行与否的事实，来进一步修正该风险评估体系中的部分评估指标或评估规则。

（三）结果

1. 风险评估指标体系的建立

（1）指标体系结构：本研究依据评价指标选取原则，在调查分析和资料检索的基础上，采用专家咨询法向质检系统卫生检疫专家征求口岸传染病流行风险的评估指标。经两轮筛选，指标体系结构确定为目标层、准则层和指标层个三层级，目标层（R_i）包括传播风险和易感风险2类风险因素；准则层（R_{ij}）由疾病严重性、疾病超预期性、新发或再发传染病、具有特殊的事件背景、国际/国内流行态势、交通流量、气候因素、防控难度和易感度等9项风险因子组成；指标层（R_{ijk}）由24个风险评估指标组成。

（2）评估指标定义

1）口岸传染病传播风险评估指标

该类风险因素由8项风险评估因子，21个评估指标组成，详见表1-1。

表1-1 国境口岸传染病流行风险评估指标

目标层	准则层	指标层
R1 传播风险	R1.1 疾病严重性	R1.1.1 病原体具备高传染力 R1.1.2 病原体具备高侵袭力 R1.1.3 病原体具备高毒力
	R1.2 疾病超预期性	R1.2.1 发病数和死亡数超过历史水平 R1.2.2 疾病的三间分布异常 ——空间分布异常 ——时间分布异常 ——人群分布异常 R1.2.3 传播能力异常 R1.2.4 致病能力异常 R1.2.5 媒介生物病原体携带率超标
	R1.3 新发或再发传染病	R1.3.1 新发传染病 R1.3.2 再发传染病
	R1.4 具有特殊的事件背景	R1.4.1 发生口岸区域是人口密集地区 R1.4.2 刚发生重大自然灾害等事件 R1.4.3 发生在举办大型集会或重要活动期间
	R1.5 国际/国内流行态势	R1.5.1 国际流行态势导致高输入性风险 R1.5.2 国内流行态势导致口岸高输入性风险
	R1.6 交通流量	R1.6.1 交通流量频繁
	R1.7 气候因素	R1.7.1 当前气候适合致病病原体繁殖、传播
	R1.8 防控难度	R1.8.1 潜伏期长（降低口岸检出概率） R1.8.2 临床症状不明显 R1.8.3 缺乏有效防控措施 R1.8.4 缺乏临床有效治疗药物/方法
R2 易感风险	R2.1 易感度高	R2.1.1 免疫水平低 R2.1.2 人工免疫能力弱 R2.1.3 病原体变异性高 ——耐药性变异 ——抗原性变异

①疾病严重性指标

▶病原体具备高传染力：传染力是病原体引起易感宿主发生感染的能力。传染力大小可通过引发感染所需的最小病原微生物来衡量。在人群中，一般以续发率（Secondary Attack Rate，SAR）衡量一种病原体的传染力，即易感者暴露于病原体后，在该传染病最短潜伏期到最长潜伏期之间，发生感染的比例。测算见式（1-1）：

$$续发率 = \frac{继发感染人数}{暴露总人数} \times 100\% \quad\cdots\cdots\cdots\cdots (1-1)$$

▶病原体具备高侵袭力：侵袭力是病原体突破宿主皮肤、黏膜等生理屏障，侵入机体并在体内定植、繁殖和扩散的能力。

▶病原体具备高毒力：毒力是病原体感染易感宿主后引起严重病变的能力。一般以严重病例数或病死数与所有病例数之比作为衡量指标。测算见式（1-2）：

$$毒力 = \frac{重病例数或病死人数}{总病例人数} \times 100\% \quad\cdots\cdots\cdots\cdots (1-2)$$

②疾病超预期性指标

▶发病数和死亡数超过历史水平：调取我国或本地区该病历史数据资料，与当前该病发病数和死亡数进行比较分析，分析结果应进行统计学检验，要求统计量显著性检验 $p<0.05$。

▶疾病的三间分布异常：空间分布异常，应用空间流行病学方法对病例空间分布情况进行分析，评估有无空间聚集性趋势；季节性分布异常，应采用时间序列分析法对病例的季节性分布情况进行分析，评估有无季节性发病趋势；人群分布异常，应采用卡方检验法，将该病当前发病资料按人群构成比进行分析，评估病例发生是否存在人群构成特征异常。以上分析均要求选用适用的统计学模型，统计量显著性检验 $p<0.05$。

▶传播能力异常：突破动物与人之间传播的屏障，实现人与人之间的直接传播。

▶致病能力异常：致病力是病原体侵入易感宿主后引起临床疾病的能力。致病力大小取决于病原体在体内的繁殖速度、组织损伤程度以及病原体能否产生特异性毒素。一般以病原体引起的具有临床症状的病例数与暴露于感染人数之比作为衡量指标。测算见式（1-3）：

$$致病力 = \frac{发病人数}{感染总人数} \times 100\% \quad\cdots\cdots\cdots\cdots (1-3)$$

▶媒介生物病原体携带率超标：医学媒介生物监测中检出携带媒传性疾病病原体，且携带率超过临界值。

③新发或再发传染病指标：是否属于新发传染病或再发传染病。

④具有特殊的事件背景指标：

▶传染病病例发生的口岸区域是人口密集地区；

▶传染病病例发生地刚刚发生重大自然灾害、事故灾难或其他影响正常社会功能的事件；

▶传染病病例发生在举办大型集会或重要活动期间。

⑤国际/国内流行态势指标

▶国际流行态势导致高输入性风险：根据某传染病在全球的疫情形势，分析评估其输入我国或本地区的风险性大小。按照传染病疫情在全球散发、局部暴发、流行、大流行等可将风险等级分为低、中等、高、极高四个等级，其中流行和大流行属高输入性风险。

▶国内流行态势导致口岸高输入性风险：根据某传染病在国内的疫情形势，分析评估其在国境口岸发生并输出的风险性大小。按照传染病疫情在我国散发、局部暴发、流行等可将风险等级分为低、中等、高三个等级，其中局部暴发和流行属高输入性风险。

⑥交通流量指标：分国内和国际传染病疫情流行两种状况，根据疫情发生国家/地区与评估口岸的流通流量大小进行区分。交通流量大的，则传入口岸的风险相对较高；反之，则较低。

⑦气候因素指标：评估当前气候是否适合致病病原体繁殖、传播，或者是传播该病原体的医学媒介生物是否适合孳生。

⑧防控难度指标：潜伏期长，降低口岸卫生检疫查验检出概率；临床症状不明显，特别是发热、咳嗽等症状不明显，给口岸卫生检疫带来防控压力；缺乏有效防控措施；缺乏临床有效治疗药物/方法。

2）口岸传染病易感风险评估指标

易感度是口岸人群对某种传染病病原体的易感程度，由以下指标衡量：

①免疫水平：口岸人群对某种传染病病原体的病后获得性免疫、人群隐性感染水平。

②人工免疫能力：口岸医疗资源充足，配备足够的针对性疫苗，并通过对人群接种有效疫苗使人群获得免疫的能力。

③病原体变异性：

▶耐药性变异：原来对某种抗菌药物敏感的细菌变成对该药物不敏感或耐受菌株；

▶抗原性变异：病原体基因突变导致病原体抗原变异。

（3）风险评估规则的设立

1）传播风险的评估规则

▶单项指标判定规则：疾病严重性、疾病超预期性、新发或再发传染病、具有特殊的事件背景、国际/国内流行态势、防控难度等8项评估指标下的任意一项亚指标符合即判定满足该指标；

▶综合指标判定规则：传染病传播风险评估指标是对各单项指标综合评估后判定，按照满足的单项指标数量不同，分为极低、低、中等、高和极高五个风险等级，分别对应满足0、1～2、3～4、5～6、7～8个单项指标，与此同时，对应分别进行风险赋值为1～5分。

2）易感风险的评估规则

根据易感度指标项下不同亚指标的组合分别判定极低、低、中等、高、极高五个风险等级：

▶ 免疫水平高、人工免疫能力强且病原体变异性低，判定该指标为极低风险（风险赋值为 1）；

▶ 免疫水平高、人工免疫能力弱且病原体变异性高，判定该指标为低风险（风险赋值为 2）；

▶ 免疫水平低、人工免疫能力强且病原体变异性高，判定该指标为中风险（风险赋值为 3）；

▶ 免疫水平低、人工免疫能力弱且病原体变异性低，判定该指标为高风险（风险赋值为 4）；

▶ 免疫水平低、人工免疫能力弱且病原体变异性高，判定该指标为极高风险（风险赋值为 5）。

3）综合风险判定规则

组织专家对传染病传播和易感风险分别进行量化评分，应用口岸传染病流行风险评估矩阵表（见表 1-2）进行综合风险评估，判定该传染病在国境口岸流行的风险等级大小。风险等级评判规则为：

▶ 风险分值介于 2～4 分的，或在风险矩阵表中传播风险和易感风险这二维因子交叉后定位于 2～4 分对应的右下 6 格中的，风险等级判定为低风险；

▶ 风险分值介于 5～6 分的，或在风险矩阵表中传播风险和易感风险这二维因子交叉后定位于 5～6 分对应的右偏下 9 格中的，风险等级判定为中风险；

▶ 风险分值介于 7～8 分的，或在风险矩阵表中传播风险和易感风险这二维因子交叉后定位于 7～8 分对应的左偏上 7 格中的，风险等级判定为高风险；

▶ 风险分值介于 9～10 分的，或在风险矩阵表中传播风险和易感风险这二维因子交叉后定位于 9～10 分对应的左上 3 格中的，风险等级判定为极高风险。

表 1-2 国境口岸传染病流行风险评估矩阵表

传播风险	易感风险				
	极高（5）	高（4）	中等（3）	低（2）	极低（1）
极高（5）	10	9	8	7	6
高（4）	9	8	7	6	5
中等（3）	8	7	6	5	4
低（2）	7	6	5	4	3
极低（1）	6	5	4	3	2

2. 回顾性应用研究

选择近年来全球发现的四种经典传染病，以回顾性分析研究的方法，来验证建立的口岸传染病流行风险评估体系的科学性。评估案例均采自世界卫生组织网站信息。

四个评估案例分别如下：

（1）评估案例1：中东呼吸综合征（新型冠状病毒病），评估时间截至2013年6月13日。资料来自WHO网站（http：//www.who.int/csr/don/2013_06_14/en/index.html）。从2012年9月至评估当日，全球共发现实验室确证病例58例，其中33例死亡，病例分布于沙特、约旦、德国、法国以及英国等国。

（2）评估案例2：人感染H7N9禽流感，评估时间截至2013年5月29日。资料来自WHO网站（http：//www.who.int/csr/don/2013_05_29/en/index.html）。从发现人感染H7N9禽流感病例至评估当日，全球共发现实验室确证病例132例，其中37例死亡。

（3）评估案例3：埃博拉出血热，评估时间截至2012任何9月27日。资料来自（http：//www.who.int/csr/don/2012_09_27/en/index.html）。从发现至评估当日，刚果民主共和国共发现51例埃博拉出血热，其中20例死亡。

（4）评估案例4：甲型H1N1流感，评估时间截至2009年5月5日。资料来自WHO网站（http：//www.who.int/csr/don/2009_05_05a/en/index.html）。从发现至评估当日，全球共发现21个国家官方报告确证病例1490例，其中30例死亡。

应用建立的口岸传染病流行风险评估体系进行系统评估（因篇幅有限，中间的计算及分析过程均未在文中显示），评估结果详见表1-3。将四种传染病在国境口岸流行风险评估的结果与其实际在口岸的流行情况进行比对，基本相符。可以说，该口岸传染病流行风险评估体系具有一定的科学性和实用性，在口岸传染病防控工作中有较强的推广和应用价值。

表1-3 全球四种传染病在我国国境口岸流行的风险评估结果

风险评估指标（编序）	中东呼吸综合征（新型冠状病毒病）	人感染H7N9禽流感	埃博拉出血热	甲型H1N1流感
R1.1.1	□病例散发，无法计算续传率	□病例散发，无法计算续传率	■高传染力	■续传率较高
R1.1.2	□无充分证据证明	□无充分证据证明	□无充分证据证明	□无充分证据证明
R1.1.3	■毒力56.9%	□毒力28.0%	■毒力50%～90%	□毒力2.0%
R1.2.1	□病例散发	□病例散发	□病例散发	■超过历史水平
R1.2.2	□病例散发	□病例散发	□病例散发	■三间分布异常
R1.2.3	□有限的人传人	□无直接人传人证据	□身体接触传播	■人传人
R1.2.4	□病例散发	□病例散发	□病例散发	■致病力异常
R1.2.5	□非媒介传播	□非媒介传播	□未超标	□非媒介传播
R1.3.1	■新发传染病	■新发传染病	■新发传染病	■新发传染病
R1.3.2	□非再发传染病	□非再发传染病	□非再发传染病	□非再发传染病

续表

风险评估指标 （编序）	中东呼吸综合征 （新型冠状病毒病）	人感染 H7N9 禽流感	埃博拉出血热	甲型 H1N1 流感
R1.4.1	□尚未在口岸检出	□尚未在口岸检出	□尚未在口岸检出	□非人口密集区
R1.4.2	□尚未在口岸检出	□尚未在口岸检出	□尚未在口岸检出	□未发生重大自然灾害
R1.4.3	□尚未在口岸检出	□尚未在口岸检出	□尚未在口岸检出	□无此类情况
R1.5.1	□处于散发	□无国际流行	□处于散发	■已处于流行状态
R1.5.2	□尚未国内检出	■局部暴发，属于口岸高输入性风险	□尚未国内检出	□国内仅检出 1 例
R1.6.1	□不频繁	■频繁	□不频繁	□不频繁
R1.7.1	■适合	■适合	□适合	■适合
R1.6.1	□无特殊性	□无特殊性	□无特殊性	□无特殊性
R1.6.2	□临床症状明显	□临床症状明显	□临床症状明显	□临床症状明显
R1.6.3	□有	□有	□有	□有
R1.6.4	■缺乏	■缺乏	■缺乏	■缺乏
R2.1.1	■免疫水平低	■免疫水平低	■免疫水平低	■免疫水平低
R2.1.2	■无有效疫苗	■无有效疫苗	■无有效疫苗	■无有效疫苗
R2.1.3	□无评估信息	□无评估信息	□无评估信息	□无评估信息
风险等级 （风险分值）	中等风险（6分）	高风险（8分）	中等风险（6分）	极高风险（9分）

（四）分析

《国际卫生条例（2005）》中明确将国际关注的公共卫生风险分析和评估工作作为口岸核心能力建设的重要任务，而口岸传染病风险评估则是其中的重要组成部分，是国境口岸防止传染病传入传出的关键环节。作为我国的口岸主管当局，出入境检验检疫机构一直以来均致力于口岸传染病流行风险评估体系的探索与完善工作，如已开展了虫媒传染病风险评估指标体系、世界重要传染病传入我国的风险评估、登革热传入的风险评估等项研究，但主要涉及某类传染病的风险评估，对于口岸传染病流行的综合性风险评估体系的建立研究较少，并且由于导致传染病在口岸流行的风险因素十分复杂，总体而言，是属于多因素综合作用的结果。因此，这也给口岸传染病流行风险预测工作带来较大的难度。该评估体系主要具有以下特点：一是建立口岸传染病传播风险和易感风险两个维度，将与口岸传染病流行相关的多种风险因素按照一定的规则归类于该两个维度下，并充分应用风险评估研究中相对比较科学的风险矩阵评估方法进行综合风险评估；二是在该评估体系中更强调运用统计数字作为风险评估的依据，譬如在对传染病三间分布是否异常这个评估指标进行判定过程中，要求运用空间分析、时间序列分析等相对更为科学、更为说服力的统计分析方法进行分析后才能做出判断，而非仅依赖专家的主观判断。这也为应用该风险评估体系最终得出相对科学、客观的结论奠定了坚实的基础；三是任何风险评估指标的设定以及评估规则的制定均通过专家咨询和实例验证两个环节，对于实例验证过程中发现某个评估指标设定不合理，或归类不合理，则对应进行调整，以确保该评估体系的科学性；四是重点对国际传播的传染病传入国境口岸以及国内传播传染病传至口岸的风险大小进行评估，更加适合用于出入境检验检疫机构工作职责和工作特色。

二、案例2：入境可回收废物原料携带外来医学媒介生物的三维风险管理

（一）概述

出入境检验检疫部门，在口岸严控入境可回收废物原料中涉及安全、卫生、环保等风险因素的同时，不断加大对外来医学媒介生物的监测与检疫监管力度。通过建立针对废物原料的更为科学的风险评估程序和方法，以使得广大一线卫生检疫人员能更加有效地阻止传染病病原体通过外来媒介生物在入境废物原料中的携带而输入我国。

（二）材料与方法

1. 资料来源

根据国家质量监督检验检疫总局制定的规章要求，对 2014 年 1 月 1 日至 12 月 31 日从宁波口岸入境的集装箱装载可回收废物原料实施检疫查验过程中，截获的外来医学媒介生物数据作为风险管理数据源。

2. 类别风险评估方法

采用百分比构成分析法，结合饼图（Pie Chart）评估不同类别的入境可回收废物原料携带外来媒介生物的风险等级。

3. 时序风险评估方法

（1）集中度法

集中度法（Concentration Ratio Analysis）用于评估集装箱装载可回收废物原料中每月截获的外来媒介生物数量是否具有集中趋势，以判断一年内是否存在外来媒介生物截获的高、中、低不同风险等级阶段。先计算一年内每月截获的外来医学媒介生物数与全年截获总数之比，然后按照式（1-4）～式（1-6）计算集中度：

$$R_x = \frac{(r_2 + r_6 - r_8 - r_{12})}{2} + \sqrt{3}\frac{(r_3 + r_5 - r_9 - r_{11})}{2} + (r_4 - r_{10}) \quad \cdots\cdots (1-4)$$

$$R_y = \frac{(r_3 - r_5 - r_9 + r_{11})}{2} + \sqrt{3}\frac{(r_2 - r_6 - r_8 + r_{12})}{2} + (r_1 - r_7) \cdots\cdots (1-5)$$

$$M = \sqrt{R_x^2 + R_y^2} \cdots\cdots\cdots\cdots\cdots\cdots\cdots\cdots\cdots\cdots (1-6)$$

判定标准：M 表示集中度，R 表示离散度，r_i 表示月截获外来医学媒介生物集装箱标箱数与全年截获总数之比，下角 i（$i=1$，2，3，$\cdots$，12）表示月份。M 值为 1 时表示最大极限，说明外来媒介截获 1 年内集中发生在某一月内；在 0.9 以上说明媒介截获有严格的季节性；在 0.7～0.9 之间，说明媒介截获有很强的季节性；在 0.5～0.7 之间说明媒介截获有较强季节性；在 0.3～0.5 之间说明媒介截获有一定的季节性；在 0.3 以下说明媒介截获时间分布比较均匀；M 值为 0 表示最小极限，说明媒介截获 1 年内均匀分布在 12 个月内。

（2）圆形分布法

圆分布法（Circular Distribution Analysis）用于评估具有周期性的数据流是否存在集中分布的特征，以判断一个周期内是否存在高、中、低不同风险等级。先进行数值转换：将一年时间以圆周表示，以 365 天计，将月、日记录化为天数，把天数乘上 360/365，转换为角度，然后按照式（1-7）～式（1-12）计算圆形分布趋势：

$$X = \sum f_i \cos \alpha_i \Big/ \sum f_i \cdots\cdots\cdots\cdots\cdots\cdots (1-7)$$

$$Y = \sum f_i \sin \alpha_i \Big/ \sum f_i \cdots\cdots\cdots\cdots\cdots\cdots (1-8)$$

$$r = \sqrt{X^2 + Y^2} \cdots\cdots\cdots\cdots\cdots\cdots\cdots\cdots (1-9)$$

$$\sin \bar{\alpha} = Y/r \cdots\cdots\cdots\cdots\cdots\cdots\cdots (1-10)$$

$$\cos \bar{\alpha} = X/r \qquad\qquad\qquad\qquad (1-11)$$

$$Z = n r^2 \cdots\cdots\cdots\cdots\cdots\cdots\cdots\cdots\cdots (1-12)$$

根据以上公式分别计算：X、Y 值；角度离散度指标 r 值；$\sin \bar{\alpha}$、$\cos \bar{\alpha}$；平均角 $\bar{\alpha}$；推算出平均角 $\bar{\alpha}$ 所在的日期；计算雷氏值（Rayleigh's Z）：Z 值；检验平均角 $\bar{\alpha}$ 有无统计学意义（Rayleigh's Z 检验）。一组圆分布资料如果有集中分布的倾向，可用平均角 $\bar{\alpha}$ 表示其倾向性，也即圆分布集中趋势值，再通过三角函数代换原理，求集中时间及高峰周期；角度离散度指标 r 值可说明媒介截获在 1 年中发生的集中程度（即季节性）：其值为 1 时，表示 1 年内媒介截获全部发生在一个月内；其值为 0 时，说明媒介截获均匀分布在 12 个月内；其值在 0.9 以上，说明媒介截获有严格的季节性；其值在 0.7～0.9 之间，说明媒介截获有明显的季节性；其值在 0.5～0.7 之间，说明媒介截获有较强的季节性；其值在 0.3～0.5 之间，说明媒介截获有一定季节性；其值在 0.3 以下，说明媒介截获的时间分布较为均匀，季节性差。

4. 空间风险评估方法

采用统计地图法（Statistical Map）开展入境可回收废物原料携带外来媒介生物的空间风险评估。

（1）原理：统计地图是运用统计数据反映制图对象数量特征的一种图型。可形象地反映、揭示统计项目的同一性和差异性，以分析其在自然和社会经济现象中的分布特征。主要表现各种自然和社会经济现象的特征、规模、水平、结构、地理分布、相互依存关系及其发展趋势。统计地图包括分级统计图、图表统计图和定位统计图3种。

（2）绘制定位统计图：定位统计图（Position Diagrammatic Map）是指以统计图表符号表示某点上的专题内容。具体方法：在SAS统计分析平台中提取标准世界地图（立体）数据信息，应用该统计分析平台将立体地图的数据信息投射为平面地图。通过全球地理信息系统获得2014年宁波口岸从集装箱装载可回收废物原料截获外来媒介数量排在前15位国家的经纬度数据（取该国首都所在地的经纬度数据），将该批数据通过同样方法投射到世界地图的平面图上进行定位，同时采用SAS统计分析平台中的PROC UNIVATIATE语句将该15个国家媒介截获量用四分位法进行分割，用不同颜色的星号（★）分别代表来自不同国家的媒介数量等级。

（3）绘制分级统计图：分级统计图（Collation Map）是按行政区划或经济区划以颜色深浅或晕线疏密不同表示专题内容的相对指标。主要绘制方法同定位统计图，用五种不同梯度的颜色分别表示携带外来媒介生物的集装箱检出数量处于不同风险等级的国家区域，在SAS统计分析平台中编程使得输出结果以网页形式显示，实现鼠标任意点击，即展示风险监测信息的功能。

针对以上风险评估过程在SAS 9.2统计分析平台中编制一套计算机语言程序，其中包含5个程序模块，可动态实现全过程的风险分析。

（三）结果

根据海关商品编码规则，将72种入境可回收废物原料归为9类，从宁波口岸入境的占到其中的6类，分别是：回收（废碎）纸及纸板、金属和金属合金废碎料、金属熔化熔炼和精炼产生的含金属废物、塑料废碎料及下脚料、废纺织原料、混合金属废物等。表1-4所示为宁波口岸入境可回收废物原料中疫病疫情检出按类别的分布情况，由表1-4可见，入境可回收废物原料中主要的风险问题在于外来医学媒介生物。2014年全年截获的携带外来医学媒介生物集装箱达到9225标箱，其次为携带植物检疫性有害生物集装箱，检出3280标箱，携带生活垃圾及其他有毒有害物质集装箱检出1001标箱。

表1-4 宁波口岸入境可回收废物原料中疫病疫情检出按类别分布情况

可回收废物原料类别	植物检疫性有害生物	外来医学媒介生物	禁止进境物（土壤等）	动植物残留物	生活垃圾及其他有毒有害物质	其他问题
回收（废碎）纸及纸板	1499	6094	46	54	964	64
金属和金属合金废碎料	833	1163	80	25	19	27

续表

可回收废物 原料类别	植物检疫性 有害生物	外来医学 媒介生物	禁止进境物 （土壤等）	动植物 残留物	生活垃圾及其他 有毒有害物质	其他问题
金属熔化、熔炼 和精炼产生的 含金属废物	50	0	0	50	0	0
塑料废碎料及 下脚料	854	1855	12	30	16	22
废纺织原料	28	98	0	0	0	2
混合金属废物	16	15	18	1	2	0
合计	3280	9225	156	160	1001	115

注：表格中数字的单位均是集装箱标箱（TEU）。

1. 类别风险评估结果

应用饼图法评估宁波口岸入境可回收废物原料中外来医学媒介生物截获的类别风险，由图 1-2 可见，在 6 大类废物原料中截获医学媒介生物风险最高的是"回收（废碎）纸及纸板"（占 66.06%）；其次是"塑料废碎料及下脚料"（20.11%）、"金属和金属合金废碎料"（12.6%），列为中风险；而"废纺织原料"和"混合金属废物"仅占到 1.22%，"金属熔化和精炼产生的含金属废物"中全年均未截获外来医学媒介生物，均列为低风险。

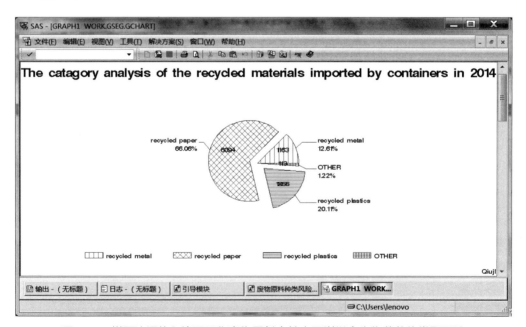

图 1-2　饼图法评估入境可回收废物原料中外来医学媒介生物截获的类别风险

2. 时序风险评估结果

表 1-5 为宁波口岸入境可回收废物原料中疫病疫情检出的月度分布情况，将其中的外来媒介生物截获月度数据信息抽提，并绘制出月度分布图，如图 1-3 所示。应用圆形分布法和集中度法两种方法对入境可回收废物原料中外来医学媒介生物截获情况开展时序风险评估，结果详见图 1-4 和图 1-5。图 1-4 是 SAS 平台直接输出集中度法的风险评估结果，离散度 $R_x = -0.175$，离散度 $R_y = -0.602$，集中度 $M = 0.627$，该值在 0.5～0.7 之间，说明入境可回收废物原料中外来医学媒介生物的截获有较强的季节性时间分布。图 1-5 是 SAS 平台直接输出圆形分布法的风险评估结果，2014 年全年 12 个月的外来媒介截获数据同样呈现一定的季节性趋势：离散度 $R = 0.355$，中位角 $= 223.47°$（可信区间：$61.866° \sim 385.074°$），中位角对应的日期为 2014 年 8 月 14 日（可信区间：2014 年 3 月 3 日～2015 年 1 月 3 日）。圆形分布法的雷氏检验 $Z = 1163.07$，$P < 0.01$，证明该时序风险评估的结论可靠、有效。

表 1-5　宁波口岸入境可回收废物原料中疫病疫情检出的月度分布情况

月份	植物检疫性有害生物	外来医学媒介生物	禁止进境物（土壤等）	动植物残留物	生活垃圾及其他有毒有害物质	其他问题
1	5	16	2	0	48	2
2	5	15	3	3	133	6
3	48	100	20	17	131	10
4	940	578	25	10	264	2
5	832	944	16	21	175	23
6	553	1204	52	95	212	13
7	483	1433	19	5	8	3
8	42	882	9	3	0	0
9	39	1267	2	1	14	36
10	134	759	0	2	0	20
11	125	1082	4	0	0	0
12	74	945	4	3	16	0
合计	3280	9225	156	160	1001	115

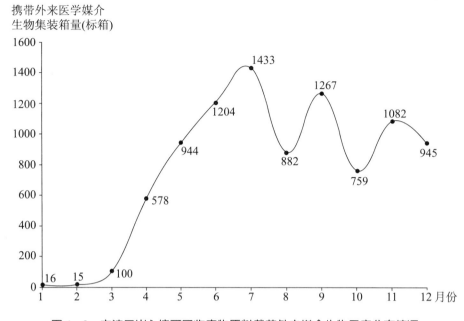

携带外来医学媒介
生物集装箱量(标箱)

图 1‑3 宁波口岸入境可回收废物原料截获外来媒介生物月度分布情况

> **SAS 平台输出集中度法的风险评估状况**
>
> 离散度 $R_x = -0.175$ 离散度 $R_y = -0.602$
>
> 集中度 $M = 0.627$
>
> 集中度风险评估结果:时间分布有较强季节性!

图 1‑4 集中度法评估入境可回收废物原料中外来医学媒介生物截获的时序风险

> **SAS 平台输出圆形分布法的风险评估状况**
>
> 累积频数 $f = 9225$
>
> 圆形分布集中趋势值日 $R = 0.355$
>
> $\sin(\alpha) = -0.688$ $\cos(\alpha) = -0.726$ 中位角 $(\alpha) = 223.47°$
>
> 中位角对应日期 $= 226.574$ (8 月 14 日)
>
> 中位角可信区间:$61.866° \sim 385.074°$ (3 月 3 日~1 月 3 日)
>
> 雷氏检验 Z 值 $= 1163.074$(P 值 < 0.01)

图 1‑5 圆形分布法评估入境可回收废物原料中外来医学媒介生物截获的时序风险

3. 空间风险评估结果

表 1‑6 为 2014 年宁波口岸从集装箱装载可回收废物原料截获外来媒介数量排在前 15 位国家的经纬度数据。图 1‑6 展示的是截获外来医学媒介生物的全球分布地图,是采用定位统计地图法评估入境可回收废物原料中外来医学媒介生物截获的国家/区域空间风险。图中用星号标注出 15 个国家的首都所在位置。截获的外来媒介生物数量等级

则以星号（★）的不同颜色来区别表示：蓝星表示截获外来媒介生物集装箱量＜77 标箱，属输入低风险；黄星表示媒介生物量在 78～116 只之间，属中低风险；橙星表示数量在 117～717 只之间，属中高风险；红星表示数量＞718 只，属高风险。从全球分布图可以直观地察看到来自印度尼西亚、墨西哥、越南等国家的携带外来媒介生物集装箱量是以蓝星标注的，表明截获量相对较少，媒介输入的风险性较低；而来自加拿大、日本等国家的携带外来媒介生物集装箱量是以红星标注，提示来自这些国家的媒介输入风险性相对较高，应作为一线卫生检疫工作的重点监控对象。

表 1-6　外来医学媒介生物截获前 15 位国家全球地理位置及媒介数量

国家（中文）	国家（英文）	首都（中文）	首都（英文）	经度	纬度	携带外来媒介集装箱量（标箱）
美国	America	华盛顿	Washington	77.03	38.88	6081
加拿大	Canada	渥太华	Ottawa	75.7	45.42	1546
日本	Japan	东京	Tokyo	−139.67	35.7	1453
澳大利亚	Australia	堪培拉	Canberra	−149.13	−35.28	1161
英国	Britain	伦敦	London	−0.12	51.52	689
韩国	Korea South	汉城	Seoul	−126.97	37.55	222
德国	Germany	柏林	Berlin	13.42	52.52	212
泰国	Thailand	曼谷	Bangkok	−100.52	13.75	149
西班牙	Spain	马德里	Madrid	3.68	40.4	146
墨西哥	Mexico	墨西哥城	Mexico city	−99.15	19.4	137
新西兰	New Zealand	惠灵顿	Wellington	174.77	−41.28	127
马来西亚	Malasia	吉隆坡	Kuala Lumpur	101.71	2.75	124
印度尼西亚	Indonesia	雅加达	Jakarta	−106.8	−6.02	102
越南	Vietnam	河内	Ha noi	−105.85	21.03	102
巴西	Brazil	巴西利亚	Brasília	47.92	−15.78	101

注1：作为内部资料，截获的各国医学媒介生物数量在此仅以 n1～n15 代表；
注2：国家的经纬度数值取自首都所在地的经纬度。

图 1-7 是采用分级统计地图法评估入境可回收废物原料中外来医学媒介生物截获的国家/区域空间风险，该法以比例色图形式直观展示全球的外来媒介生物输入风险高低，特别是应用 SAS 分析平台输出结果时设定是以网页形式输出，当鼠标点击到任意一个国家，立即会显示从该国入境可回收废物原料中截获医学媒介生物的集装箱数量（如图 1-7 中间部位的长方形边框所示），而该国家区域显示的颜色深浅也可直观地展示出该国输入外来医学媒介生物的风险高低，颜色越深，则风险性越高，反之，则风险性较低。

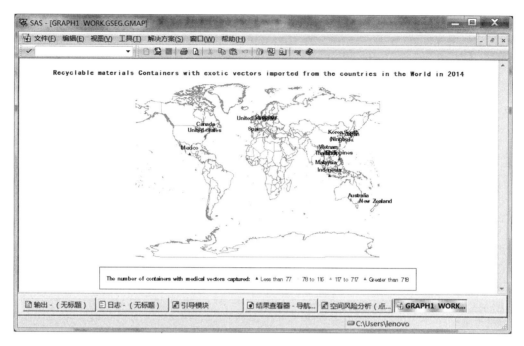

图 1-6 定位统计地图法评估入境可回收废物原料中外来医学媒介生物
截获的国家 /区域空间风险

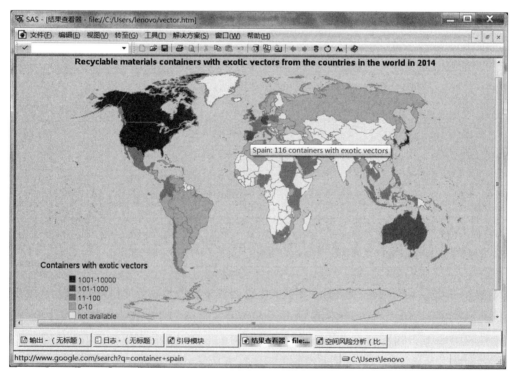

图 1-7 分级统计地图法评估入境可回收废物原料中外来医学媒介生物
截获的国家 /区域空间风险

三、由案例导出风险分析技术的重要性特征

风险分析技术与方法是国境卫生检疫风险管理的核心部分，也是技术性最强的部分，风险分析技术的好坏、方法的适用将直接关系到风险评估的科学性，以及风险管理措施的有效性。因此，在本书中重点就定量风险分析的技术，主要是数理模型的原理、选择、应用以及计算机软件实现等作一系统性的介绍。定量风险分析相关的数理模型很多，实现的计算机工具有 SAS、SPSS、STATA、EPI、MATLAB 等，本书重点对风险分析常用的时间序列分析、空间分析、数据挖掘技术以及风险分析工具开发等进行讲解，并结合案例，介绍如何应用 SAS 分析平台实现定量风险分析。

第二章 SAS 分析平台介绍

第一节 基本知识

一、概述

统计分析平台（Statistical analysis system，SAS）是用于决策支持的大型集成信息系统，该分析平台是目前国际上最为流行的一种大型统计分析系统，被誉为统计分析的标准软件，在风险分析与决策支持中是应用最广泛、最实用的大型集成信息处理系统。SAS 具备了数据库的多重功能，并发展了数据挖掘技术、数据仓库技术和决策支持技术。目前，SAS 已被全世界 120 多个国家和地区的近三万家机构所采用，遍及金融、医药卫生、生产、通信、政府和教育科研等领域。

SAS 系统是一个组合软件系统，它由多个功能模块组合而成，基础模块（BASE/SAS）是 SAS 系统的核心和必需的模块，主要提供数据调入、存储、追加、拷贝和文件处理等功能，可以进行数据排序、分类等操作，完成一些基本统计数计算；统计模块（STAT/SAS）提供高度可靠、完整的统计分析过程，如方差分析、回归分析、聚类分析、时间序列分析，提供了一个全面、细致和科学的统计分析方法集，STAT 模块是 SAS 系统的精华；绘图模块（GRAPH/SAS）能根据数据直接生成各种散点、曲线、折线、饼图等二维或三维图形；数据挖掘模块（EM/SAS）提供分类学习、聚类分析、关联规则挖掘、预测、时序挖掘等高级的挖掘功能，能从海量、杂乱的数据仓库中通过高难度的挖掘技术，提取出一般性规律，用于指导实践工作。可见，SAS 分析平台集成了数据存取、管理、分析和展现功能，具备强大的数据分析能力和海量数据处理能力。因此，SAS 软件非常适合作为风险分析技术的开发和实现工具。

二、SAS 系统发展史

SAS 系统由北卡罗来纳大学的两位生物统计学研究生编制，1976 年 SAS 软件商品化，并成立了美国 SAS Institute 研究所。最初在大型机、小型机上运行。1985 年出现 SAS/PC 6.04 版、7.0 版、8.0 版。经过多年的发展，SAS 现在的版本为 9.4 版，大小约为 10G。

SAS 软件由汇编语言及 C 语言开发，因此，无需编译。SAS 软件是一组程序的集合，统计数据分析，如方差分析、T 检验、生物统计分析、回归分析等。比已出现的其他统计软件 SPSS、BMDP、SYSTAT 可信度更好。因此被誉为统计分析的标准软件。

SAS 软件可以在不同的工作台上，运行的方式基本都是一样的。可在多种机型和不同的操作系统下运行。我们可利用主机，通过调制解调器将终端与主机相连，通过电话线终端将程序运行于主机，主机按作业的要求运行程序，最后将结果输出到打印机。

若是微机系统或交互式的小型机，需要学习和如何使用 SAS 系统进行工作。MS—DOS 系统、UNIX 系统及 WINDOWS 系统都可运行 SAS 系统。

目前，SAS 已经发展成为一个功能齐全，应用范围广泛和使用方便的数据管理、数据分析的标准软件系统，有人称之为新一代计算机语言。其应用范围涉及理、工、农、医、管理、商业和行政事务等各个领域。国际上有一个专门的 SAS 协会——SU-GI，每年有学术会议讨论研究有关的 SAS 问题。一些国家和地区的大学把 SAS 作为一门课程来开设。近几年来，我国的一些科研机构和大学也引进并使用了 SAS 软件。

三、SAS 系统运行条件

（1）SAS 系统运行时要同时打开的文件较多，因此在微型计算机的系统配置文件 CONFIG. SYS 中应指定 FILES＝50 或以上。

（2）SAS 系统软件有时间租期限制，因此只有机器时间（DATE）在软件有效期内才能运行。时间租期取决于 SAS 出售版本日期，即所谓的 SAS 诞生日（BIRTH-DAY）。

（3）SAS 系统应全部安装到硬盘的 SAS 子目录下，由于其容量庞大，故应在硬盘留下足够空间。

四、SAS 系统功能及特点

SAS 是由大型机系统发展而来，其核心操作方式就是程序驱动，经过多年的发展，现在已成为一套完整的计算机语言，其用户界面也充分体现了这一特点：它采用 MDI（多文档界面），用户在 PGM 视窗中输入程序，分析结果以文本的形式在 OUTPUT 视窗中输出。使用程序方式，用户可以完成所有需要做的工作，包括统计分析、预测、建模和模拟抽样等。SAS 分析平台是一个实用性强、功能完善的计算机软件系统。它不仅具有一般数据管理的功能，还提供了一个完善的可编程语言环境，特别是以标准过程给出了常用的数据统计处理的算法。

在 SAS 系统中任何一个完整的处理过程均可分为两大步（Step）——数据步和过程步来完成，即数据步（DATA STEP）和过程步（PROC STEP）：数据步是将不同来源的数据读入 SAS 系统建立起 SAS 数据集。每一个数据步均由 DATA 语句开始，以 RUN 语句结束。过程步是调用 SAS 系统中已编号的各种过程来处理和分析数据集中的数据。每一个过程步均以 PROC 语句开始，RUN 语句结束，并且每个语句后均以";"结束。

SAS 程序只能在 PGM 窗口输入、修改，并写在 PGM 窗口中。SAS 程序语句可以使用大写或小写字母或混合使用来输入，每个语句中的单词或数据项间应以空格隔开。每行输入完后加上";"，但在数据步中 CARDS 语句后面的数据行不能加";"，必须等到数据输入完后提行单独加";"。在键入过程中可移动光标对错误进行修改。

SAS 语句书写格式相当自由，可在各行的任何位置开始语句的书写。一个语句可以连续写在几行中，一行中也可以同时写上几个语句，但每个语句后面必须用";"隔开。

当一个程序输入完后，是否能运行和结果是否正确，只有将其发送到 SAS 系统中心去执行后，在 LOG 和 OUTPUT 窗口检查才能确定。发送程序的命令为 F10 功能键或 SUBMIT。当程序发送到 SAS 系统后，LOG 窗口将逐步记下程序运行的过程和出现的错误信息（用红色提示错误）。如果过程步没有错误，运行完成后，通常会在 OUTPUT 窗口打印出结果；如果程序运行出错，则需要在 PGM 窗口用 RECALL（或 F9）命令调回已发送的程序进行修改。

五、SAS 常用过程模块及功能

SAS 分析平台是由众多模块组成的系统，采用模块化结构，其中 BASE/SAS 模块是 SAS 系统的核心，其他各模块均在 BASE/SAS 提供的环境中运行，各模块之间相互独立。由 BASE/SAS 和 CORE/SAS 进行相互关联和管理。其所包含的过程模块共有 150 余个，其中 30~40 个是常用模块。

SAS 常用过程模块及功能如下：

（1）SAS/BASE：是 SAS 系统的核心，主要功能为：负责数据管理，交互应用环境管理，进行用户语言处理，调用其他 SAS 模块。Base 模块为 SAS 系统的数据库提供了丰富的数据管理功能，还支持标准的 SQL 语言对数据进行操作。Base 模块能够制作从简单列表到比较复杂的统计报表。

（2）SAS/STAT：是统计分析模块，主要功能为：回归分析、变异数分析、列联表分析、典型相关分析、因子分析、主成分分析、判别分析、聚类分析、属性数据分析、生存分析、广义线性模型等 40 多个过程；每个过程还提供多种不同算法和选项，组成全面、细致、科学的统计分析方法集。

（3）SAS/GRAPH：是绘图模块，主要功能为：绘制各类图形，包括彩色、立体图形等；GHAPH 模块可将数据及其包含着的深层信息以多种图形生动地呈现出来，如直方图、圆饼图、星形图、散点相关图、曲线图、三维曲面图、等高线图及地理图等。SAS/GHAPH 提供一个全屏幕编辑器，提供多种设备程序，支持非常广泛的图形输出设备以及标准的图形交换文件。

（4）SAS/ETS（Econometric and Time Series）：是计量经济模块，主要功能为各种时间序列分析等；研究复杂系统和进行预测的有力工具，它提供方便的模型设定手段、多样的参数估计方法。

（5）SAS/FSP：提供较强的数据录入、编辑和检索等方面的功能。用于 SAS 文件夹数据登录、编辑、存取，可直接修改 SAS 数据库中的任何数据。

（6）SAS/OR（Operations Rearch）：是运筹模块，主要功能为运筹学、线性规划、数学优化处理等。

（7）SAS/AF（Application Frame）：是应用开发模块，可作为 SAS 的开发和呈现工具，其主要功能为以界面化操作实现 SAS 数据分析功能；使用 SAS/AF 可将包含众多功能的 SAS 软件作为方法库，利用 SAS/AF 的屏幕设计能力以及 SCL 语言的处理能力来快速开发各种功能强大的应用系统。SAS/AF 采用了 OOP（面向对象编辑）技术，使用户可方便快速开发各类具有图形用户界面（GUI）的应用系统。

（8）SAS/IML（Interactive Matrix Language）：是交互式矩阵语言模块，主要功能为矩阵处理、系统开发；帮助用户研究新算法或解决 SAS 中没有现成算法的专门问题。SAS/IML 中的基本数据元素是矩阵。它包含大量的数学运算符、函数和例行程序。

（9）SAS/EM（Enterprise Miner）：是数据挖掘模块，主要功能为分类学习、聚类分析、关联规则挖掘、预测和时序挖掘等。

（10）SAS/ASSIST：为 SAS 系统提供了面向任务的菜单界面，借助它可以通过菜单系统来使用 SAS 系统其他产品。它自动生成的 SAS 程序既可辅助有经验的用户快速编写 SAS 程序，又可帮助用户学习 SAS。

（11）SAS/EIS：是决策工具，也是一个快速应用开发工具。采用新兴的面向对象的编程模式（OOP）。EIS 以生动直观的方式（图或表）将关键性或总结性信息呈现给使用者。

（12）SAS/QC（Quality Control）：为全面质量管理提供了一系列工具。提供一套全屏幕菜单系统引导用户进行标准的统计过程以及试验设计。SAS/QC 提供了多种不同类型控制图的制作与分析。Pareto 图（排列图）可用于发现需优先考虑的因素，Ishikawa 图（鱼骨图）可用于直观地进行因果分析。

（13）SAS/WA（Warehouse Administrator）：是建立数据仓库的集成工具，它在其他 SAS 软件的基础上提供了一个建立数据仓库的管理层，包括：定义数据仓库和主题，数据转换和汇总，汇总数据的更新，Metadata 的建立、管理和查询，Data marts 和 Info marts 的实现。

（14）SAS/GIS（Geographic Information System）：集地理位置系统功能与数据的显示分析于一体。它提供层次化的地理信息，每一层可以是某些地理元素，也可与用户定义的主题相关联。用户可交互式地缩小或放大地图，设定各层次显示与否，并利用各种交互式工具进行数据显示与分析。

（15）SAS/IntrNet：为 SAS Web 应用提供数据服务和计算服务。htmSQL 为 UNIX Web 服务器的 CGI 程序，使得能通过支持 Web 浏览器动态查询 SAS 数据或外部的关系型数据库；SAS ODBC Driver 使得能通过支持 ODBC 的 Windows Web 服务器来访问 SAS 数据；SAS Driver for JDBC 使得可以通过 Java applet 来查询 SAS 数据；SAS/IntrNet Application Dispatcher 使得可以通过 Web 浏览器动态地递交 SAS 程序到 SAS 应用服务器执行，并将结果返回浏览器。

第二节　SAS 分析平台基本操作

一、SAS 启动

点击"开始"（Start）菜单，在"程序"（Program）中单击"The SAS System"，SAS 启动，出现下图所示图标，并进入 SAS 窗口，如图 2-1 所示。

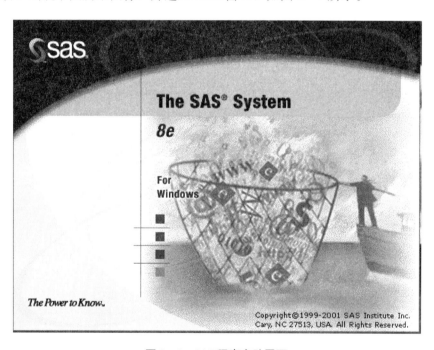

图 2-1　SAS 程序启动界面

二、SAS 窗口

（一）编辑窗口（Editor）

用于 SAS 程序的编写或调用，相当于文本编辑器。调用已有程序，点击"File"

28

（文件）→"Open"（打开），找到指定的后缀为".sas"的程序名，即可在该窗口调用到相应程序，见图2-2中的右上窗口。

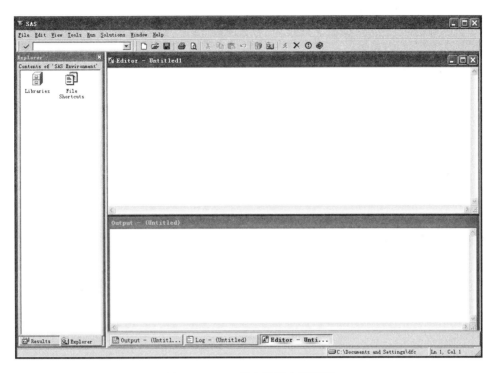

图2-2 SAS程序三种窗口界面

（二）日志窗口（Log）

是对 SAS 程序运行的记录和监视，可以查看到程序的语法错误、过程的运行时间和相关变量的说明信息。蓝色字体表示程序运行正常，而桔红色提示有出错（error）信息。错误处用下划线标出，并用出错代码和错误提示信息加以说明。每次运行 SAS 程序后，均应在日志窗口检查是否有桔红颜色的提示信息。根据不同的提示，可用于检查 SAS 程序出错的位置及问题。需要特别注意的是，有些语句的错误是由上面程序语句的错误所引起的关联错误。

（三）输出窗口（Output）

SAS 运行的结果在该窗口中输出。不允许在此窗口进行编辑，但可将该窗口输出的内容以文件形式存盘，再应用其他文本处理软件进行编辑，见图2-2中的右下窗口。

（四）浏览窗口（Explorer）

该窗口在 SAS 主界面的左侧区域，由可相互切换的"结果"和"SAS 资源管理器"组成，用于便捷地查阅 SAS 目录下的子目录或文件，见图2-2中的左侧窗口。

（五）结果窗口（Results）

在 SAS 运行时，将不同程序执行的各种输出进行统一的管理，以树状目录结构形式显示于结果窗口，方便查阅。

（六）图形输出窗口（Graphy）

显示所有由 SAS/GRAPHY 功能绘制的图形，在图形输出窗口可以对显示的图像进行复制、编辑等操作。

三、SAS 菜单条

SAS 软件的菜单条见图 2－3。

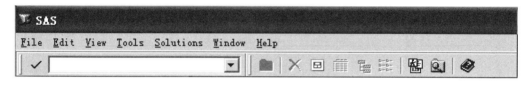

图 2－3　SAS 软件的菜单条（一）

（一）文件（File）

SAS 软件的 File 下拉菜单界面见图 2－4，下拉菜单中的命令如下：

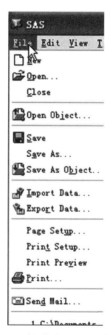

图 2－4　SAS 软件的 File 下拉菜单界面

——"New"为新建一个文件；

——"Open"打开一个已存在的文件；

——"Import Data…"：从外部导入一个数据集，导入的文件类型可以是 Excel、Access、dBASE 或 Lotus 文件；

——"Export Data…"：向外部导出一个数据集，导出的文件类型可以是 Excel、Access、dBASE 或 Lotus 文件；

——"Page Setup…"：设置页面属性；

——"Print Setup…"：设置打印属性；

——"Print Preview"：打印预览；

（二）编辑（Edit)

SAS 软件的 Edit 下拉菜单界面见图 2-5，下拉菜单中的命令如下：

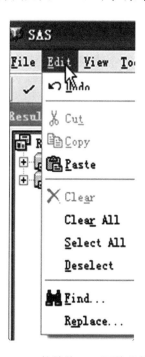

图 2-5　SAS 软件的 Edit 下拉菜单界面

——"Undo"：恢复到上一步操作；

——"Cut"：剪切操作；

——"Copy"：复制操作；

——"Paste"：粘贴操作；

——"Clear"：清除操作；

——"Clear All"：清除当前窗口所有记录；

—— "Select All"：选中当前窗口所有记录；

—— "Deselect"：清除选中操作；

—— "Find"：在当前窗口中查找符合要求的记录；

—— "Replace"：在当前窗口中查找符合要求的记录，并进行替换操作。

（三）浏览（View）

SAS 软件的 View 下拉菜单界面见图 2-6，下拉菜单中的命令如下：

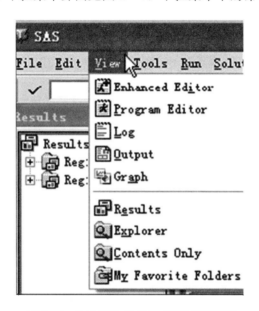

图 2-6　SAS 软件的 View 下拉菜单界面

—— "Enhanced Editor"：强化编辑窗口；

—— "Program Editor"：编辑窗口；

—— "Log"：日志窗口；

—— "Output"：输出窗口；

—— "Graph"：图形窗口，以图形方式输出的结果在该窗口中浏览；

—— "Results"：结果窗口；

—— "Explorer"：浏览窗口，通过该窗口可以浏览 Sashelp、Maps、Sasuser、Work 等四个 SAS 子目录及其项下文件，其中 Work 子目录为临时数据库，每运行一个 SAS 程序，相应数据就临时保存在 work 内，一旦关闭 SAS 则同时消除。

（四）工具（Tools）

SAS 软件的 Tools 下拉菜单界面见图 2-7，下拉菜单中的命令如下：

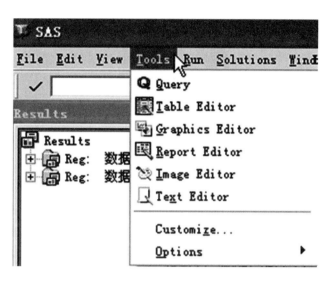

图2-7　SAS软件的Tools下拉菜单界面

—— "Query"：进入Libraries（目录）；

—— "Table Editor"：进入数据录入编辑窗口，窗口界面见图2-8所示；

—— "Graphics Editor"：进入画图板窗口，窗口界面见图2-9所示；

—— "Report Editor"：报表编辑窗口；

—— "Image Editor"：图片编辑窗口；

—— "Text Editor"：文本编辑窗口。

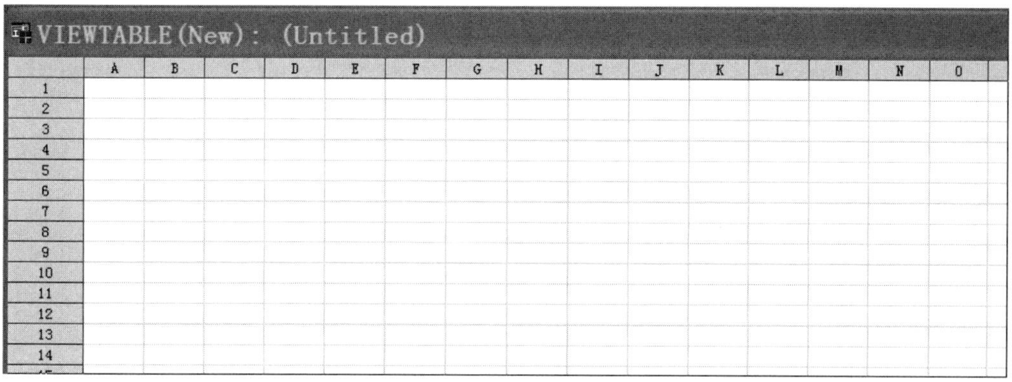

图2-8　SAS数据库录入窗口界面

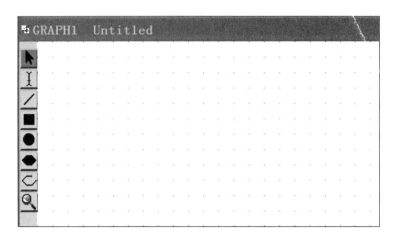

图 2-9 SAS 画图板窗口界面

(五) 运行 (Run)

SAS 软件的 Run 下拉菜单界面见图 2-10，下拉菜单中的命令如下：

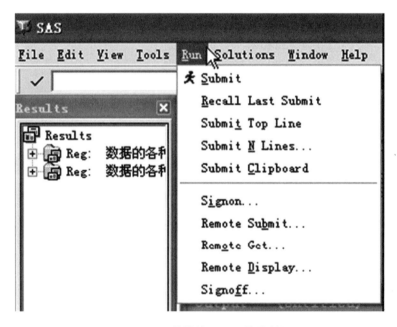

图 2-10 SAS 软件的 Run 下拉菜单界面

—— "Submit"：提交程序运行；

—— "Recall Last Submit"：在编辑窗口调入上次提交的程序；

—— "Submit Top Line"：提交编辑窗口中的第一行程序；

—— "Submit N Lines…"：提交编辑窗口中前 N 行程序；

——"Submit Clipboad"：提交粘贴板中的程序；

——"Signon…"、"Remote Submit…"、"Remote Get…"、"Remote Display…"、"Signoff"等均是用于登录远程计算机实现远程控制和操作的指令。

（六）解决方案（Solutions）

SAS 软件的 Solutions 下拉菜单界面见图 2-11，下拉菜单中的命令如下：

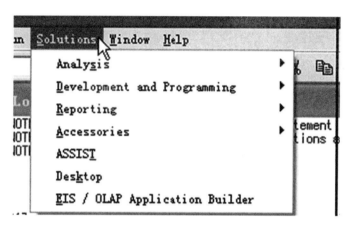

图 2-11　SAS 软件的 Solutions 下拉菜单界面

——"Analysis"：SAS 分析系统，包括 14 个重要模块：

▶"3D Visual Analysis"三维直观分析；

▶"Analyst"（STAT－Analyst Application）分析员应用系统，以人机对话方式完成数据统计分析全过程；

▶"Design of Experiments"试验设计（DOE），打开 ADX 模块，可进行各种试验设计，包括响应面设计与分析等；

▶"Enterprise Miner"数据挖掘；

▶"Geographic Information System"进入地理信息系统分析；

▶"Guided Data Analysis"引导性数据分析，SAS/LAB 模块，可执行回归、方差分析等，并对结果作出解释；

▶"Interactive Data Analysis"（SAS/INSIGHT 系统）探索性数据分析；可以执行变量分布、相关、主成份、广义线性模型等分析；

▶"Investment Analysis"投资分析；

▶"Market Research"市场调查分析；

▶"Project Management"项目管理分析；

▶"Quality Improvement"统计质量控制；提供非编程模式的质量管理图表和分析；

▶"Queueing Simulation"队列模拟；

▶"Time Series Forecasting System"时间序列分析；

35

▶ "Time Series Viewer"时间序列浏览器。

—— "ASSIST"：提供面向任务的菜单驱动界面，借助它可调用SAS的其他模块；

—— "Desktop"：类似Window桌面。

（七）窗口（Window）

窗口菜单中可以实现新建编辑窗口（New Window）、窗口最小化（Minimize All Windows）、窗口顺序罗列（Cascade）、水平排列（Tile Horizontally）、垂直排列（Tile Vertically）、调整窗口大小（Resize）等。

（八）帮助（Help）

帮助菜单可连接网络，提供对SAS系统的实时帮助功能。

一旦进入SAS状态，除了正在运行SAS程序的那段时间外，可随时按F1键显示有关帮助信息。

1. 慢速提取帮助信息

如果光标在3个基本窗口内时，按F1键（或在某窗口的命令行上键入HELP并回车）进入HELP窗口，显示屏上出现SAS/BASE中的全部过程名、其他SAS模块名以及其他有关的信息。然后可在HELP窗口的选择行上键入需进一步了解的内容（即过程名、模块名、特定内容的编号）并回车，将显示该内容的详细解释信息，还可一层层地往下查询。

2. 快速提取帮助信息

当光标在3个基本窗口内时，用下面的方法可使查询工作一步到位。在窗口的命令行上键入命令并回车即可。SAS快速提取帮助信息的指令如表2-1所示。

表2-1　SAS快速提取帮助信息的指令

命　令	查　询　内　容
HELP BASE	SAS/BASE中的全部过程名
HELP STAT	SAS/STAT中的全部过程名
HELP GRAPH	SAS/GRAPH中的全部过程名
HELP FREQ	FREQ过程的解释信息和使用方法
HELP ANOVA	ANOVA过程的解释信息和使用方法
HELP 21	SAS数据步语句
HELP 22	SAS数据书写格式和解释信息
HELP 23	SAS函数和解释信息
HELP 24	SAS全程语句
HELP 25	SAS过程步语句

四、SAS 常用的命令

SAS 常用命令详见表 2-2。

表 2-2　SAS 常用命令清单

命令名称	功能	命令名称	功能
BYE	退出 SAS 系统	LOG	进入 LOG 窗口
CLEAR windows-name	清除指定窗口的内容	NUMS	打开和关闭文本编辑器的数字区
END	退出当前窗口	OPTIONS	进入 OPTIONS 窗口
FILE '文件名'	存储到指定文件	OUTPUT	进入 OUTPUT 窗口
HELP	帮助	PROGRAM	进入 PROGRAME DITOR 窗口
INCLUDE '文件名'	引入指定文件	RECALL	调出上次执行的程序
KEYS	进入 KEYS 窗口	SUBMIT	提交一段程序
LIBNAME	查阅 SAS 数据库内容		

第三章 时间序列分析技术及 SAS 实现

国境卫生检疫历年积累的资料中有很多是随时间变化的数据，是按某种（相等或不相等）的时间间隔对客观事物进行动态观察，由于随机因素的影响，各次观察的指标 x_1，x_2，x_3，…，x_i 都是随机变量，这种按时间顺序排列的随机变量的一组实测值称为时间序列。如历年来在口岸检疫查验或卫生监督过程中截获的医学媒介生物数量即是此类数据。那么，研究这类数据之间内在关系的分析技术被称为时间序列分析。由于其具有挖掘原有数据中的关联规则，并用于预测或预警的作用，故而列为风险分析的方法与技术之一。由于随机因素的作用，各时刻的观测可视为一随机变量，当 $t\in$ $(a，b)$，则变量集合 $\{x_t\}$ 称为随机过程，实际工作中的实测值序列称为随机过程的一次实现。参数 t 可以是时间，也可以是其他有序变量，如空间位置、温度水平等，甚至可以是向量。

时间序列中每一时期的数值，都是由许多不同的因素共同作用的结果，而这些因素往往交织在一起，这样就增加了分析时间序列的困难。因此，时间序列分析通常对各种可能发生作用的因素进行分类，如长期趋势、季节变动、循环变动和不规则变动。

时间序列分析的目的是利用所拟合的模型对国境卫生检疫领域中时间序列数据的未来分布情况进行动态预测。分析技术主要包括：第一，选择模型并进行参数估计；第二，检验模型的适用性；第三，依据模型进行预测预报。

第一节 指数平滑法

一、概述

指数平滑法（Exponential Smoothing）是由 Robert G. Brown 等发展的计算模式，用于拟合一种使用平滑方案的时间趋势模型。其包含三种模型：分别是一次指数平滑（或称常数模型）、二次指数平滑（或称线性趋势模型）和三次指数平滑（或称二次趋势模型）。指数平滑法是所有预测方法中最常用的一种方法，也用于中短期数据信息趋势的预测。

二、原理

简单的全期平均法是对时间数列的过去数据一个不漏地全部加以同等利用;移动平均法则不考虑较远期的数据,并在加权移动平均法中给予近期资料更大的权重;而指数平滑法则兼容了全期平均和移动平均所长,不舍弃过去的数据,但是仅给予逐渐减弱的影响程度,即随着数据的远离,赋予逐渐收敛为零的权数。也就是说指数平滑法是在移动平均法基础上发展起来的一种时间序列分析预测法,它是通过计算指数平滑值,配合一定的时间序列预测模型对现象的未来进行预测。其原理是任一期的指数平滑值都是本期实际观察值与前一期指数平滑值的加权平均。

作为一种预测方法,指数平滑预测效果的好坏取决于对这个序列选择一个怎样的平滑系数,平滑系统值介于0~1之间。一般来说,平滑系数的取值大小应当视预测对象的特点及预测周期的长短而定。平滑系数取值偏低时,预测结果主要取决于历史情形,不能及时跟踪数据新的变化趋势;平滑系数取值偏高时,预测模型具有较高的灵敏度,能够迅速跟踪新数据的变化,但对历史数据的信息利用较少。在实际应用中,通常采用多个水平的平滑系统值进行试算比较,选择其中的最优值作为平滑系数,原则是使预期预测误差平方和(SSE)、平均平方误差(MSE)或平均决定误差(MAE)最小。在根据上述原则进行优选后,还应该对根据预测结果所得到的参数的合理性进行检验。一般做法如下:

1. 经验判断法

这种方法主要依赖于时间序列的发展趋势和预测者的经验做出判断。

(1) 当时间序列呈现较稳定的水平趋势时,应选较小的 α 值,一般可在 0.05~0.20 之间取值;

(2) 时间序列有波动,但长期趋势变化不大时,可选稍大的 α 值,常在 0.1~0.4 之间取值;

(3) 当时间序列波动很大,长期趋势变化幅度较大,呈现明显且迅速的上升或下降趋势时,宜选择较大的 α 值,如可在 0.6~0.8 间选值,以使预测模型灵敏度高些,能迅速跟上数据的变化;

(4) 当时间序列数据是上升(或下降)的发展趋势类型, α 应取较大的值,在 0.6~1 之间。

2. 试算法

根据具体时间序列情况,参照经验判断法,来大致确定额定的取值范围,然后取几个 α 值进行试算,比较不同 α 值下的预测标准误差,选取预测标准误差最小的 α。

三、主要 SAS 语句

应用 FORECAST 过程步,该过程步提供一种快速而且能自动地在一步中生成多个时间序列的预报方法。

以下语句与 PROC FORECAST 一起使用：

PROC FORECAST *options*；

      BY *variables*；

      VAR *variables*；

（一）PROC FORECAST 语句

以下选项可用于 PROC FORECAST 语句：

（1）ALPHA＝value：规定预报置信限的显著性水平，其值介于 0.01～0.99 之间；

（2）DATA＝sas－data－set（SAS 数据集）：指定用于时间序列分析的数据集，没有指定，则默认为最近使用的数据集；

（3）INTERVAL＝interval（间隔）：规定时间序列的频率。例如，如果时间序列包含季度间隔的数值，则应使用 INTERVAL＝QTR。有效的间隔值是 YEAR、SEMI-YEAR、QRT、MONTH、SEMIMONTH、TENDAY、WEEK、DAY、HOUR、MINUTE 和 SECOND 等；

（4）METHOD＝STEPAR｜EXPO｜WINTERS｜ADDWINTERS：规定了序列建模和生成预报的方法。STEPAR 是逐步自回归方法；EXPO 是指数平滑方法；WIN-TERS 是 Holt-Winters 指数平滑趋势—季节方法；ADDWINTERS 是 WINTERS 方法的加法季节因子的变形；

（5）OUT＝ sas-data-set（SAS 数据集）：指定包含预报值的输出数据集的名字；

（6）OUTACTUAL：将实测值输出到 OUT＝数据集中；

（7）OUTALL：提供所有输出控制选项（OUTLIMIT、OUTACTUAL、OUT-STD）。

（8）OUTEST＝ sas-data-set（SAS 数据集）：指定包含参数估计和拟合优度统计量的数据集名。如果不指定该选项，这些参数估计和拟合优度统计量则不被存储。

（二）BY 语句

BY *variables*；

该语句是与 PROC FORECAST 一同使用，可得到由 BY 变量定义的观测组的独立分析。当有 BY 语句时，要求输入数据集按照 BY 变量的顺序排列。

（三）VAR 语句

VAR *variables*；

该语句用于规定希望进行预报的输入数据集中的变量。如果没有指定 VAR 语句，过程则预报除 BY 变量以外的所有数值变量。

四、适用条件

（1）适用于根据已有数据链条，作中短期的数据信息趋势的预测。

（2）建模要求：数据应具有随时间变化而波动的特性，时间间隔可以是年、季、月、日、小时等；一般应用 FORECAST 过程的时间序列要求具有一个周期以上的数据丰度；若序列太短，则可靠性较差。

（3）如果所研究对象的惯性趋势发生了很大的改变，则需要积累新的数据对模型进行修正甚至重新拟合。

五、应用实例

某国境口岸 1990 年～2010 年截获外来医学媒介生物数量如表 3-1 所示。试用指数平滑法预测 2011 年～2013 年该口岸可能截获的外来媒介生物数量，并计算模型参数、预测值及其置信区间。

表 3-1　某国境口岸 1990 年～2010 年截获外来医学媒介生物数量

年份	数量/只	年份	数量/只
1990	345	2001	16988
1991	568	2002	25426
1992	897	2003	42378
1993	1208	2004	56987
1994	2789	2005	84380
1995	3456	2006	112566
1996	5674	2007	133377
1997	4597	2008	187534
1998	8734	2009	290876
1999	11850	2010	398642
2000	12567		

六、SAS 程序

SAS 程序见图 3-1 所示。

```
options options nodate formdlim = " ";
data expo;
input number @@;
第 1 步：
year = intnx('year','1jan1990'd,_n_ - 1);
format year year4. ;
cards;
345
568
897
1208
2789
3456
5674
4597
8734
11850
12567
16988
25426
42378
56987
84380
112566
133377
187534
290876
398642
```

```
第 2 步：
proc forecast lead = 3 interval = year method =
expo trend = 2 weight = 0.6 out = pred outlimit
outest = est outfitstats;
id year;
var number;
run;
proc print data = pred;
run;
data pred_1;
   set pred;
   if _type_ = 'FORECAST';
   keep year number;
data pred_2;
   set expo pred_1;
title 'Analysis of time series for exotic vec-
tors captured';
symbol1 i = spline v = plus;
第 3 步：
proc gplot data = pred_2;
plot number * year = 1;
run;
proc print;
run;
ods html;
proc print data = est;
run;
ods html close;
```

图 3-1 指数平滑法的 SAS 程序图

图 3-1 中的 SAS 程序说明如下：

第 1 步：DATA 步中 "year＝intnx（'year'，'1jan1990'd，_n_ －1）;"语句表示从 1990 年 1 月 1 日起，按年递增日期，自动变量 _n_ 计算 DATA 步程序已执行了几步。具体程序见图 3-1 中 SAS 程序图中的第 1 步所示。

第 2 步："proc forecast"是调用 forecast 过程进行时间序列分析。"lead＝3"表示向前预测 3 个周期，"method＝expo"表示利用指数平滑法进行预测，"trend＝2"表示拟合的是线性趋势模型，"weight＝0.6"规定平滑系数为 0.6，"outlimit"表示计算预测值的 95％置信区间，"outfitstats"表示将不同的 R^2 类型预测精度统计量输出到est 数据集中。具体程序见图 3-1 中 SAS 程序图中第 2 步所示。

第 3 步："proc gplot"调用 gplot 过程进行绘图，将原始时间序列及预测值在同一张图中展示。具体程序见图 3-1 中 SAS 程序图中第 3 步所示。

七、主要结果及解释

图 3 - 2 是计算所得的预测值及其置信区间。

```
Analysis of time series for exotic vectors captured

Obs    year    _TYPE_    _LEAD_    number
 1     2011    FORECAST    1      471218.90
 2     2011    L95         1      389338.41
 3     2011    U95         1      553099.39
 4     2012    FORECAST    2      553212.19
 5     2012    L95         2      444744.84
 6     2012    U95         2      661679.54
 7     2013    FORECAST    3      635205.48
 8     2013    L95         3      496779.87
 9     2013    U95         3      773631.09
```

图 3 - 2 指数平滑法计算的预测值及其置信区间

在三个预测周期中的每一个均包含三个观测,第一个观测的 number 值是该周期的预测值;L95 对应的 number 值是该周期预测值 95% 置信区间的下限;U95 对应的 number 值是该周期预测值 95% 置信区间的上限。

原始时间序列及预测值见图 3 - 3。

```
Analysis of time series for exotic vectors captured

Obs       number      year
 1        345.00      1990
 2        568.00      1991
 3        897.00      1992
 4       1208.00      1993
 5       2789.00      1994
 6       3456.00      1995
 7       5674.00      1996
 8       4597.00      1997
 9       8734.00      1998
10      11850.00      1999
11      12567.00      2000
12      16988.00      2001
13      25426.00      2002
14      42378.00      2003
15      56987.00      2004
16      84380.00      2005
17     112566.00      2006
18     133377.00      2007
19     187534.00      2008
20     290876.00      2009
21     398642.00      2010
22     471218.90      2011
23     553212.19      2012
24     635205.48      2013
```

图 3 - 3 指数平滑法运算的原始时间序列及预测值

模型参数的计算结果见图 3 - 4。

_ TYPE _ =S1 表示一次指数平滑的最后平滑值,S2 表示二次指数平滑的最后平滑值,_ TYPE _ =SIGMA 表示预测误差的估计值;CONSTANT 和 LINEAR 分别表示时间趋势模型的截距和回归系数,SST 表示对均值修正的总平方和,SSE、MSE 和 MAE 分别表示预测误差平方和、均方误差和平均绝对误差，RSQUARE 表示 R^2 统计量。

```
Analysis of time series for exotic vectors captured

Obs    _TYPE_     year        number

  1    N          2010            21
  2    NRESID     2010            21
  3    DF         2010            19
  4    WEIGHT     2010           0.6
  5    S1         2010     334563.41
  6    S2         2010     279901.22
  7    SIGMA      2010     23727.474
  8    CONSTANT   2010     389225.61
  9    LINEAR     2010     81993.291
 10    SST        2010     2.2912E11
 11    SSE        2010     1.0697E10
 12    MSE        2010     562992999
 13    RMSE       2010     23727.474
 14    MAPE       2010     34.198914
 15    MPE        2010     9.3779521
 16    MAE        2010     11227.852
 17    ME         2010     10744.023
 18    MAXE       2010     74330.387
 19    MINE       2010      -2188.46
 20    MAXPE      2010     171.8599
 21    MINPE      2010     -116.9119
 22    RSQUARE    2010     0.9533141
 23    ADJRSQ     2010     0.9508569
 24    RW_RSQ     2010     0.4880687
 25    ARSQ       2010     0.9434855
 26    APC        2010     616611380
 27    AIC        2010     425.02258
 28    SBC        2010     427.11163
 29    CORR       2010     0.9958431
```

图 3-4 指数平滑法模型参数的计算结果

图 3-5 是时间序列分析图，包含原始时间序列数据及经过趋势预测获得的 3 个预测周期值。

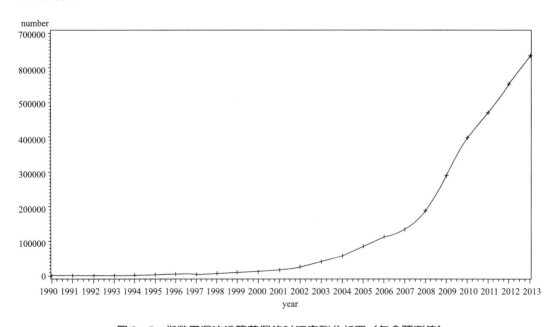

图 3-5 指数平滑法运算获得的时间序列分析图（包含预测值）

第二节　ARIMA 模型

一、概述

ARIMA 模型全称为求和自回归移动平均模型（Autoregressive Integrated Moving Average Model，ARIMA），是由 Box 和 Jenkins 于 20 世纪 70 年代初提出的著名时间序列预测方法，所以又称为 Box-Jenkins 模型。ARIMA 模型是指将非平稳时间序列转化为平稳时间序列，然后将因变量仅对它的滞后值以及随机误差项的现值和滞后值进行回归所建立的模型。ARIMA 模型根据原序列是否平稳以及回归中所含部分的不同，包括移动平均过程（MA）、自回归过程（AR）、自回归移动平均过程（ARMA），以及 ARIMA 过程。

二、原理

ARIMA 模型将预测对象随时间推移而形成的数据序列视为一个随机序列，用一定的数学模型来近似描述这个序列。这个模型一旦被识别后就可以从时间序列的过去值及现在值来预测未来值。完整的模型表述为 $ARIMA$（p，d，q），AR 是自回归，p 为自回归项部分的阶数，MA 为移动平均，q 为移动平均项部分的阶数，d 为时间序列成为平稳时所做的差分次数。

其基本程序如下：

（1）根据时间序列的散点图、自相关函数和偏自相关函数图以 ADF 单位根检验其方差、趋势及其季节性变化规律，对序列的平稳性进行识别。

（2）对非平稳序列进行平稳化处理。如果数据序列是非平稳的，并存在一定的增长或下降趋势，则需要对数据进行差分处理，如果数据存在异方差，则需对数据进行技术处理。

（3）根据时间序列模型的识别规则，建立相应的模型。若平稳序列的偏相关函数是截尾的，而自相关函数是拖尾的，可断定序列适合 AR 模型；若平稳序列的偏相关函数是拖尾的，而自相关函数是截尾的，则可断定序列适合 MA 模型；若平稳序列的偏相关函数和自相关函数均是拖尾的，则序列适合 ARMA 模型。

（4）进行参数估计，检验是否具有统计意义。

（5）进行假设检验，诊断残差序列是否为白噪声。

（6）利用已通过检验的模型进行预测分析。

三、主要 SAS 语句

```
PROC ARIMA options;
```

```
BY variables;
IDENTIFY  VAR = variables options;
    ESTIMATE options;
    FORECAST options;
```

（一）PROC ARIMA 语句

（1）DATA＝sas－data－set：指定包含时间序列的 SAS 数据集名。如未定义 DA-TA＝选项，则使用最近生成的 SAS 数据集；

（2）OUT＝sas－data－set：指定输出预测值的 SAS 数据集；

（二）BY 语句

用于处理一个由 BY 变量定义的成组观测数据集。利用 BY 语句施加一些限制，BY 语句必须出现在第一个 RUN 语句之前。

（三）IDENTIFY 语句

在 IDENTIFY 语句中可使用以下选项，但必须与 VAR＝选项同时使用。

（1）CENTER：通过减掉样本均值，来使得时间序列中心化。CENTER 选项一般与 ESTIMATE 语句中的 NOCOSTANT 选项联合使用；

（2）CLEAR：删除所有旧模型。为避免输入变量被预白噪声化而需要删除旧模型时，可使用该选项；

（3）OUTCOV＝sas-data-set：把自协方差、自相关系数、逆自相关系数、偏相关系数，以及互协方差输出到指定数据集中；

（4）VAR＝variable ｜ VAR＝ variable $(d1, d2, \cdots dk)$：对需要分析的时间序列变量进行命名。

（四）ESTIMATE 语句

（1）METHOD＝ML ｜ METHOD＝ULS ｜ METHOD＝CLS：指定所使用的估计方法。METHOD＝ML 采用最大似然法；METHOD＝ULS 指定无约束最小二乘法；METHOD＝CLS 指定条件最小二乘法。缺省时，默认为 METHOD＝CLS；

（2）NOCONSTANT ｜ NOINT：取消模型中常量参数的拟合；

（3）NOPRINT：取消 ESTIMATE 语句产生的标准打印输出；

（4）PLOT：绘制残差自相关系数图；

（5）OUTMODEL＝sas-data-set：将模型和参数估计输出到数据集中；

（6）OUTSTAT＝sas-data-set：将模型诊断统计量输出到数据集中。

（五）FORECAST 语句

FORECAST 语句与 ESTIMATE 语句生成的参数估计可产生时间序列的预测值。下列选项可用于 FORECAST 语句：

（1）ALPHA=value：设定预测的可信区间，在缺省状态下，ALPHA＝0.05，则生成 95％可信区间；

（2）BACK=n：指定数据结束前的观测个数；

（3）NOPRINT：取消预测和相关值的标准打印输出；

（4）OUT=sas-data-set：将预测值和其他值输出到数据集中；

（5）PRINTALL：打印出整个数据集的 FORECAST 计算过程。

SAS 软件中的 ARIMA 过程支持季节、子集和因子 ARIMA 模型，干预或中断时间序列模型，带 ARIMA 误差的多元回归分析，任意复杂程度的有理转移函数模型。

四、适用条件

PROC ARIMA 可以处理中等长度的时间序列，一般要求时间序列至少应有 30 个及以上的观测值。如数据列少于 30，则参数估计的效果可能会相当差；而如果时间序列非常大，则会消耗过多的计算机内存的运算时间。

ARIMA 的应用前提是时间序列的平稳性，实际工作中数据往往是非平稳序列，需对序列进行预处理，使之达到平稳的要求；如果模型中含有季节因素，则至少应有 7 或 8 个季节周期的数据对季节参数进行估计。若序列太短，则可靠性较差；如果所研究对象的惯性趋势发生了很大的改变，则需要积累新的数据对模型进行修正甚至重新拟合。

五、应用实例

为了对 2011 年 1～6 月某国境口岸可能截获的外来媒介生物数量进行风险预测，以该口岸 2009 年～2010 年每月截获的外来医学媒介生物数量为数据源（数据详见表 3－2），通过 ARIMA 模型的识别、建模和预测三个主要阶段，进行风险预测，计算预测结果。

表 3－2　某国境口岸 2009 年～2010 年每月截获外来医学媒介生物数量

年份	月份	数量/只	年份	月份	数量/只
2009 年	1 月	112	2009 年	5 月	1930
2009 年	2 月	1146	2009 年	6 月	1840
2009 年	3 月	615	2009 年	7 月	1856
2009 年	4 月	2647	2009 年	8 月	3067

续表

年份	月份	数量/只	年份	月份	数量/只
2009 年	9 月	1128	2010 年	5 月	906
2009 年	10 月	1216	2010 年	6 月	1133
2009 年	11 月	222	2010 年	7 月	1491
2009 年	12 月	678	2010 年	8 月	1868
2010 年	1 月	86	2010 年	9 月	1452
2010 年	2 月	891	2010 年	10 月	1176
2010 年	3 月	581	2010 年	11 月	1362
2010 年	4 月	583	2010 年	12 月	1133

六、SAS 程序

SAS 程序见图 3-6 所示。

```
options options nodate formdlim = " ";
第 1 步：
data arima_1;
input number @@;
month = intnx('month','1jan2010'd,_n_ - 1);
format month month2. ;
cards;
112    1146    615    2647
1930   1840   1856   3067
1128   1216   222    678
86     891    581    583
1407   906    1491   1868
1452   1176   1362   1133
;
run;
ods html;

title'Analysis of time series for exotic vec-
tors captured during two years';
第 2 步：
proc gplot data = arima_1;
symbol i = spline v = star h = 2 c = black;
plot number * month;
run;
第 3 步：
proc arima data = arima_1;
identify var = number nlag = 16;
identify var = number(1) nlag = 16;
estimate p = 1;
forecast lead = 6 interval = month id = month out
 = result;
run;
ods html close;
```

图 3-6　SAS 程序图

图 3-6 的 SAS 程序说明如下：

第 1 步：DATA 步，由于本次是以"月"为单位，故而在对变量"month"的赋值时，是以"month"为单位，表示是按月递增日期；具体程序见图 3-6 中第 1 步所示。

第 2 步：调用 gplot 过程步来绘制外来媒介生物截获数与时间的关系图，初步识别整个序列的趋势情况；具体程序见图 3-6 中第 2 步所示。

第 3 步：调用 ARIMA 过程步，以识别模型，并根据自相关、偏自相关和逆自相关函数的截尾和拖尾特点，选择合适的估计模型。"identify var＝number nlag＝6；"语句可以读入外来媒介数列并给出自相关函数，"var＝number"指定需分析的时间序列变量为 number，"nlag＝16"控制自相关系数的显示所使用的时间间隔个数；第二个 identify 语句中的"var＝number（1）"表示对 number 变量进行一阶差分（括号内的数字表示拆分的间隔数）；"estimate p＝1；"表示拟合 AR（1）模型（一阶自回归模型），并输出参数估计值和多种诊断统计量，这些统计量表明对数据的拟合优度；forecast 语句使用 estimate 语句生成的参数估计值来产生时间序列的预测值，如果前一个 estimate 语句生成的模型并非最佳拟合模型，应重复 estimate 语句直到找到最佳模型为止，然后再使用 forecast 语句进行最后的预测分析。在该语句中"interval＝month"表示是以月为单位进行预测，"lead＝6"表示向前预测 6 个时间周期，"out＝result"是指将预测结果储存在 result 数据集中，如果不需打印预测值结果，可以使用"noprint"选项。具体程序见图 3-6 中第 3 步所示。

七、主要结果及解释

（一）时间序列散点图

某国境口岸 2009 年～2010 年截获的外来医学媒介生物数量时间序列图如图 3-7 所示。

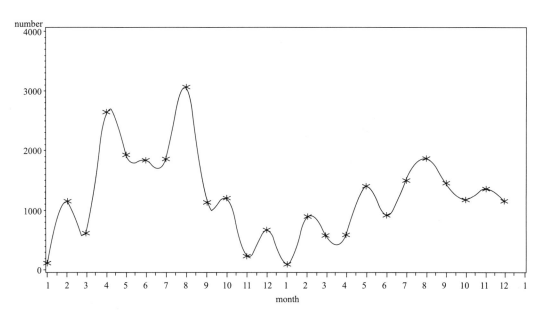

图 3-7　某国境口岸 2009 年～2010 年截获的外来医学媒介生物数量时间序列图

（二）描述统计量

程序首先给出外来媒介序列的平均值、标准差和观测数，如图 3 - 8 所示。

```
        Name of Variable = number

Mean of Working Series    1224.708
Standard Deviation        723.3114
Number of Observations          24
```

图 3 - 8　直接给出序列的平均值、标准差和观测数

（三）自相关系数散图

ARIMA 模型的构建是否有效，关键的是看这个时间序列的平稳性如何。检验序列平稳的一般方法有以下两种：

第一，通过时间序列的散点图来判断。根据平稳时间序列均值、方差为常数的性质，平稳序列的时间序列图应该显示出该序列始终在一个常数值附近随机波动，而且波动的范围有界、无明显趋势、无周期特征；

第二，通过自相关图来判断。平稳序列通常具有短期相关性，即自相关系数随着延迟期数的增加，自相关系数会很快趋于零，则说明该序列是平稳的，反之，则说明非平稳。若序列是有趋势的，且具有季节性，其自相关函数特性类似于有趋势序列，但它们是摆动的，对于按月数据，在时滞 12，24，36，…等处具有峰态；如果时间序列是按季节的，则峰出现在时滞 4，8，12，…等处。

序列自相关、偏自相关和逆自相关函数分析结果见图 3 - 9。

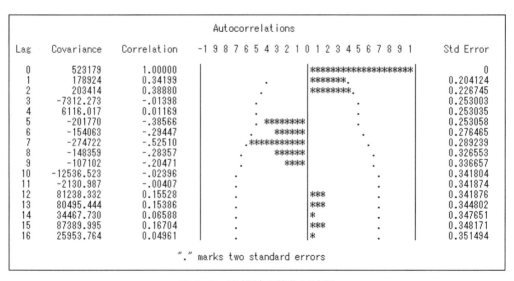

图 3 - 9　自相关函数分析结果

标题"Autocorrelations"对应的是自相关函数分析结果。其中"Covariance"是协方差值，"Correlation"是自相关系数，表明的是序列的当前值和过去值的相关程度。例如，"Correlation"这一列，当"Lag"是1时，自相关系数值为0.34199，意味着当前外来媒介截获值和前一个外来媒介截获值之间的相关性为0.34199。星号行则是以图像的形式显示相关系数的值。散点图则被称为自相关函数，因为其是以函数的形式来显示序列过去值之间的相关程度。

标题"Inverse Autocorrelations"对应的是逆自相关函数分析结果，如图3-10所示。

```
                     Inverse Autocorrelations

Lag    Correlation    -1 9 8 7 6 5 4 3 2 1 0 1 2 3 4 5 6 7 8 9 1

 1     -0.10406                     .      **         .
 2     -0.13022                     .     ***         .
 3      0.03569                     .         *        .
 4     -0.09912                     .      **         .
 5      0.21666                     .        ****      .
 6      0.00701                     .         .        .
 7      0.26315                     .        *****     .
 8      0.06480                     .         *        .
 9     -0.12803                     .     ***         .
10      0.00288                     .         .        .
11      0.04214                     .         *        .
12      0.07277                     .         *        .
```

图 3-10　逆自相关函数分析结果

标题"Partial Autocorrelations"对应的是偏自相关函数分析结果，如图3-11所示。

```
                     Partial Autocorrelations

Lag    Correlation    -1 9 8 7 6 5 4 3 2 1 0 1 2 3 4 5 6 7 8 9 1

 1      0.34199                     .        *******.
 2      0.30785                     .        ******.
 3     -0.26433                     . *****           .
 4     -0.05042                     .    *            .
 5     -0.36408                     . *******         .
 6     -0.13683                     .   ***           .
 7     -0.25519                     . *****           .
 8     -0.06055                     .    *            .
 9      0.13082                     .        ***      .
10     -0.08803                     .   **            .
11     -0.09527                     .   **            .
12     -0.09881                     .   **            .
13     -0.07782                     .   **            .
14     -0.27948                     . ******          .
15      0.11008                     .        **       .
16     -0.01048                     .        .        .
```

图 3-11　偏自相关函数分析结果

由时间序列的散点图并结合序列自相关、偏自相关和逆自相关函数分析结果，可见该时间序列是非平稳的。

（四）白噪声检验

Identify 语句输出的最后部分是白噪声检验，即"Autocorrelations Check for White Noise"对应的部分结果，自相关系数的假设检验结果，p 均小于 0.05，拒绝白噪声假设检验，即序列自相关性达到统计学检验水平，见图 3-12 所示。

```
                        Autocorrelation Check for White Noise
    To       Chi-            Pr >
    Lag      Square   DF    ChiSq     -------------------Autocorrelations-------------------
     6       15.36     6    0.0176    0.342    0.389   -0.014    0.012   -0.386   -0.294
    12       31.64    12    0.0016   -0.525   -0.284   -0.205   -0.024   -0.004    0.155
```

图 3-12　白噪声检验结果

（五）平稳性处理

通常的平稳性处理方法是对序列从这一时刻到下一时刻作差分，然后再对差分序列进行分析。有时候，一个序列可能需要多次差分或者差分的时间间隔不止一个。另外，对于呈现指数上升趋势的序列，还可以采用对数转换的办法消除其不平稳性。

对该序列进行一阶差分后，自相关函数分析结果如图 3-13 所示。

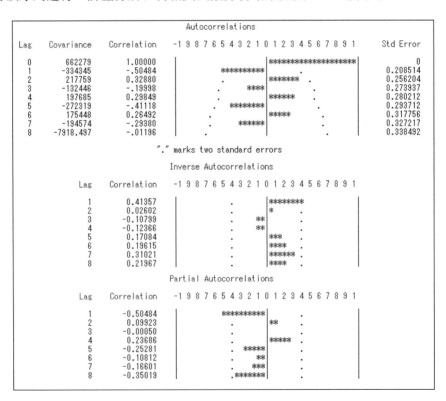

图 3-13　一阶差分的自相关函数分析结果

由自相关系数图可见该媒介截获数列是平稳的。

（六）参数估计和诊断检验

Estimate 语句输出了参数估计值表和拟合优度统计量表，结果如图 3 - 14 所示。Conditional Least Square Estimation（最小平方和估计法）表示所采用的估计方法。参数估计值表列出模型中的参数，每个参数显示估计值、标准差和关于估计值的 t 比值。在本例中，模型共有两个参数，MU 是均值项，值为 38.64778，$p>0.05$。AR1，1 代表自回归参数，其估计值为 -0.50742，$p<0.05$，说明该项达到统计学显著性。而 MU 对模型的贡献无统计学意义。Correlations of Parameter Estimates 对应的参数估计值的相关系数表，通过该表可以判断其互线性关系。当两个参数估计值高度相关，可以考虑从模型中去除一个参数。由输出结果可见相关性仅达 -0.022，相关性很弱。

```
                 Conditional Least Squares Estimation

                                    Standard              Approx
     Parameter      Estimate          Error    t Value    Pr > |t|    Lag

     MU             38.64778      102.90085       0.38     0.7110       0
     AR1,1          -0.50742        0.18868      -2.69     0.0137       1


                    Constant Estimate          58.25852
                    Variance Estimate          539495.7
                    Std Error Estimate         734.5037
                    AIC                        370.7418
                    SBC                        373.0128
                    Number of Residuals              23
              * AIC and SBC do not include log determinant.


                      Correlations of Parameter
                              Estimates

                   Parameter        MU      AR1,1

                   MU            1.000     -0.022
                   AR1,1        -0.022      1.000
```

图 3 - 14　最小平方和估计法输出的参数估计值结果

对于残差序列的卡方检验统计量表明残差是否属于白噪声（不相关）或包含可以被更复杂模型利用的附加信息。图 3 - 15 为输出结果：在本例中，p 值均大于 0.05，提示残差为白噪声，该模型适用。

```
                    Autocorrelation Check of Residuals

  To     Chi-            Pr >
 Lag    Square    DF    ChiSq    ----------------Autocorrelations--------------------

   6     3.61      5    0.6062    0.050    0.074    0.082    0.083   -0.304   -0.031
  12    12.27     11    0.3440   -0.328   -0.265   -0.101   -0.012   -0.039    0.175
  18    16.84     17    0.4650    0.156   -0.102    0.162    0.077   -0.032   -0.018
```

图 3 - 15　残差序列的卡方检验结果

根据图 3-16 输出的结果可以确定该外来媒介生物截获序列的最终模型为 ARIMA（1，1，0）模型。

```
Model for variable number

Estimated Mean              38.64778
Period(s) of Differencing          1


Autoregressive Factors

Factor 1:  1 + 0.50742 B**(1)
```

图 3-16 输出的模型参数

估计模型的数学形式为：

$$(1-B)\ number_t = 38.64778 + \frac{1}{(1+0.50742B)} a_t$$

（七）预测

Forecasts for variable number 对应的是预测的结果，图 3-17 的输出显示观测值数目、预测值、预测值的标准误差估计，以及预测的 95％置信区间。

```
Forecasts for variable number

Obs     Forecast    Std Error      95% Confidence Limits
25     1307.4582    734.5037    -132.1426      2747.0590
26     1277.1928    818.7766    -327.5798      2881.9654
27     1350.8086    986.8668    -583.4147      3285.0319
28     1371.7128   1086.6879    -758.1563      3501.5819
29     1419.3641   1197.7283    -928.1402      3766.8684
30     1453.4433   1289.9370   -1074.7868      3981.6734
```

图 3-17 模型的预测结果

第三节 小波分析

一、概述

小波分析（Wavelet Analysis）的思想来源于伸缩与平移方法，是 20 世纪 80 年代中后期发展起来的一门新兴的应用数学分支。小波分析也称多分辨率分析，是一种信号时间—尺度（频率）分析方法，它不仅继承和发展了短时傅立叶变换的局部化思想，而且克服了窗口大小不随频率变化，缺乏离散正交基的缺点，是一种比较理想的信号处理的方法。由于小波分析方法同时在时域与频域具有良好的局部呈现性，并且可对信号进行时空多尺度分析，可以聚焦到所研究对象的任意微小细节，从而特别适合将隐含在时间序列中各种随时间变化的周期振荡清晰地呈现出来，同时对其未来的演变趋势也可以进行定性的估计。小波分析法多用于非参数模型、模式识别、特征辨识、数据压缩和图像分析等各类用途，并且以运算高效而著称。

二、原理

小波分析是当前应用数学和工程学科中一个迅速发展的新领域。通俗地说，小波就是小的波形，"小"指它具有衰减性；"波"则指它的波动性，即振幅正负相间的振荡形式。

（一）连续小波变换

小波函数的定义：设 $\Psi(x)$ 为一平方可积函数，也即 $\Psi(x) \in L^2(R)$，若其傅里叶变换 $\hat{\Psi}(\omega)$ 满足条件：

$$C_\Psi = \int_{-\infty}^{+\infty} \frac{|\hat{\Psi}(\omega)|}{|\omega|} \mathrm{d}(\omega) < +\infty \quad\cdots\cdots\cdots\cdots\cdots\cdots (3-1)$$

则称 $\Psi(x)$ 是一个基本小波或小波母函数（Mother Wavelet）。

小波函数具有两个特点：

第一，是微小：它们在时域上都具有紧支集或近似紧支集。由条件可知任何满足可容许性条件的 $L^2(R)$ 空间的函数都可以作为小波母函数。但是在一般的情况下，常常选取紧支集或近似紧支集的同时又具有时域和频域的局部性实数或复数函数作为小波母函数，让小波母函数在时域和频域都具有较好的局部特性，这样可以更好地完成实验。

第二，是波动性：若设 $\hat{\Psi}(\omega)$ 在点 $\omega=0$ 连续，则由容许性条件得：

$$\int_{-\infty}^{+\infty} \Psi(x)\mathrm{d}x = \hat{\Psi}(0) = 0 \quad\cdots\cdots\cdots\cdots\cdots\cdots (3-2)$$

也即直流分量为零，同时也就说明 $\Psi(x)$ 必须是具有正负交替的波动性，这也是其称为小波的原因。

连续小波基函数的定义：将小波母函数 $\Psi(x)$ 进行伸缩和平移，设其收缩因子（即尺度因子）为 a，平移因子为 b，使其平移伸缩后的函数为 $\Psi_{a,b}(x)$，则有：

$$\Psi_{a,b}(x) = |a|^{-\frac{1}{2}} \Psi\left(\frac{x-b}{a}\right), a>0, b \in R \quad\cdots\cdots\cdots\cdots (3-3)$$

称 $\Psi_{a,b}(x)$ 为依赖于参数 a, b 的小波基函数。由于伸缩因子 a，平移因子 b 都是取连续变化的值，因此又称 $\Psi_{a,b}(x)$ 为连续小波基函数。它们是一组函数系列，这组函数系列是由同一母函数 $\Psi(x)$ 经伸缩和平移后得到的。

（二）离散小波变换

由前文定义的连续小波基函数：

$$\Psi_{a,b}(x) = \frac{1}{\sqrt{a}}\left(\frac{x-b}{a}\right) \quad \cdots\cdots\cdots\cdots\cdots\cdots\cdots \quad (3-4)$$

式中 a，$b \in R$，$a \neq 0$，Ψ 满足容许性条件，并且伸缩因子 a，平移因子 b 是连续变化的。许多情况下需要考虑的是在数字处理中压缩数据和节约计算量，这样便希望可以在不丢失原信号的情况下，尽量减小小波变换的冗余度，为了解决这一问题，提出了将其离散化，最大程度地消除或降低冗余性，才适合计算机处理。离散小波变换是相对于连续小波变换的变换方法，本质上是对收缩因子 a 和平移因子 b 分别进行离散化处理。

（三）阈值处理

将分解得到的小波系数进行阈值处理来区分信号和噪声。阈值的确定对消噪性能有很大影响，阈值过高会使信号失真，阈值过低又使得去消噪不完全。一般来说，常用确定阈值的准则有无偏风险估计准则、固定阈值准则、混合阈值准则、最小最大阈值准。

（四）多分辨分析

多分辨分析（Multi-resolution Analysis，MRA）又称为多尺度分析，是建立在函数空间概念上的理论。多分辨分析不仅为正交小波基的构建提供了一种比较简单的方法，并且对正交小波变换的快速算法提供了理论根据。但其思想又同多采样滤波器不谋而合，这样把小波变换和数字滤波器理论相结合起来。

三、主要 SAS 语句

应用 PROC IML 模块，该模块提供了小波分析函数及小波图形分析功能。

但需要使 WAVGINIT 宏、WAVINIT 宏与 IML 模块同时使用。两个宏用于触发和装载 IML 模块，并应用 IML 模块进行小波诊断图形的分析。这两个宏属于自动调用的宏，可在 SAS 代码中直接使用。具体如下：

```
% WAVGINIT;
  PROC IML;
% WAVINIT;
```

四、适用条件

在传统的基于傅里叶变换的信号处理该法中，要使信号和噪声的频带重叠部分尽可能地小。这样，在频域就可以通过不变滤波方法将信号同噪声区分开来。但是当其频谱重叠时，这种方法就无能为力了。而基于小波变换的非线性滤波方法则完全不同，在该方法中，谱可以重叠，只要求谱的幅度尽可能不同即可。

五、应用实例

某国境口岸出入境检验检疫机构在 2004 年 1 月～2011 年 9 月截获外来医学媒介生物数量如表 3-3 所示。试用小波分析法消除这批数据的噪声部分，以便进一步采用 ARIMA 模型进行预测。

表 3-3 某国境口岸 2004 年 1 月～2011 年 9 月截获外来医学媒介生物数量

年度	月份	外来媒介数量/只	年度	月份	外来媒介数量/只
2004	1	1136	2005	11	13509
2004	2	452	2005	12	1585
2004	3	115	2006	1	1281
2004	4	2138	2006	2	2526
2004	5	1363	2006	3	2684
2004	6	1927	2006	4	5165
2004	7	1752	2006	5	3295
2004	8	3813	2006	6	12431
2004	9	8582	2006	7	8053
2004	10	12730	2006	8	9603
2004	11	1647	2006	9	7489
2004	12	373	2006	10	4009
2005	1	596	2006	11	8821
2005	2	785	2006	12	3359
2005	3	223	2007	1	1990
2005	4	972	2007	2	2179
2005	5	9772	2007	3	1220
2005	6	101140	2007	4	16791
2005	7	1395	2007	5	12607
2005	8	128277	2007	6	3809
2005	9	52147	2007	7	53618
2005	10	70492	2007	8	4535

续表

年度	月份	外来媒介数量/只	年度	月份	外来媒介数量/只
2007	9	3490	2009	11	222
2007	10	7609	2009	12	678
2007	11	0	2010	1	86
2007	12	5547	2010	2	891
2008	1	900	2010	3	581
2008	2	9963	2010	4	583
2008	3	1993	2010	5	1407
2008	4	1247	2010	6	906
2008	5	2646	2010	7	1491
2008	6	1643	2010	8	1868
2008	7	2670	2010	9	1452
2008	8	3422	2010	10	1176
2008	9	8075	2010	11	1362
2008	10	9221	2010	12	1133
2008	11	581	2011	1	433
2008	12	1116	2011	2	515
2009	1	112	2011	3	1931
2009	2	1146	2011	4	2118
2009	3	615	2011	5	13204
2009	4	2647	2011	6	3748
2009	5	1930	2011	7	3656
2009	6	1840	2011	8	4156
2009	7	1856	2011	9	3817
2009	8	3067			
2009	9	1128			
2009	10	1216			

六、SAS 程序

SAS 程序见图 3 - 18 所示。

```
options options formdlim = " ";
第1步:
data wavelet_vector;
  input vector date @@;
  cards;
1136      1
452       2
115       3
2138      4
1363      5
1927      6
1752      7
3813      8
8582      9
12730     10
1647      11
373       12
596       13
785       14
223       15
972       16
9772      17
101140    18
1395      19
128277    20
52147     21
70492     22
13509     23
1585      24
1281      25
2526      26
2684      27
5165      28
3295      29
12431     30
8053      31
9603      32
7489      33
```

```
3748      90
3656      91
4156      92
3817      93
;
symbol1 c = black i = join v = none;
第2步:
proc gplot uniform data = wavelet_vector;
plot vector * date
/haxis = axis1 vaxis = axis2;
axis1 label = ('Date_by_year') order = (0 to
100 by 12)value = ('2003' '2004' '2005' '2006'
'2007' '2008' '2009' '2010' '2011');
axis2 label = ('Total_of_Vector');
run;
quit;
第3步:
% wavginit;
proc iml;
% wavinit;
use wavelet_vector;
read all var{vector} into trend_vec;
optn = &waveSpec; /* optn = j(1,4,.); */
optn[&family] = &daubechies; /* optn[3] =
1; */
optn[&member] = 3; /* optn[4] = 3; */
optn[&boundary] = &polynomial; /* optn[1] = 3;
*/
optn[&degree] = &linear; /* optn[2] = 1; */
第4步:
call wavft(decomp,trend_vec,optn);
call wavprint(decomp,&summary);
call wavprint(decomp,&detailCoeffs,1,4);
call wavget(tLevel,decomp,&topLevel);
call wavget(noiseCoeffs,decomp,&detailCoeffs,
tLevel - 1);
noiseScale = mad(noiseCoeffs,"nmad");
print "Noise scale = " noiseScale;
```

图 3 - 18　SAS 程序图

59

4009	34	第 5 步:
8821	35	call coefficientPlot(decomp, , , , ,"Trend of
3359	36	captured vectors");
1990	37	% wavhelp(coefficientPlot);
2179	38	第 6 步:
1220	39	call coefficientPlot(decomp, ,6, ,'uniform',"Trend of captured vectors");
16791	40	call coefficientPlot(decomp, &SureShrink, 6, , ,"Trend of captured vectors");
12607	41	
3809	42	第 7 步:
53618	43	call mraApprox(decomp, ,3, ,"Trend of captured
4535	44	vectors");
3490	45	call mraApprox(decomp, ,6,6,"Trend of captured
7609	46	vectors");
0	47	call mraApprox(decomp, &SureShrink, 10, 10,"Trend of captured vectors");
5547	48	
900	49	第 8 步:
9963	50	call mraDecomp(decomp, ,5, , ,"Trend of captured vectors");
1993	51	
1247	52	第 9 步:
2646	53	call scalogram(decomp, &SureShrink, , ,0.25,'log',"Trend of captured vectors");
1643	54	
2670	55	call scalogram(decomp, &SureShrink, 6, , , ,"Trend of captured vectors");
3422	56	
8075	57	call scalogram(decomp, ,6, , , ,"Trend of captured vectors");
9221	58	
581	59	call wavift(reconstructedtrend_vec,decomp);
1116	60	errorSS = ssq(trend_vec − reconstructedtrend_vec);
112	61	
1146	62	print "The reconstruction error sum of squares = " errorSS;
615	63	
2647	64	call wavift(smoothedtrend_vec, decomp, &SureShrink);
1930	65	
1840	66	create temp from smoothedtrend_vec[colname = 'smoothedtrend_vec'];
1856	67	
3067	68	append from smoothedtrend_vec;
1128	69	close temp;
1216	70	quit;
222	71	data wavelet_vector;
678	72	set wavelet_vector;
86	73	
891	74	
581	75	
583	76	

图 3 - 18 SAS 程序图(续)

1407	77	set temp;
906	78	run;
1491	79	symbol1 c = black i = join v = none;
1868	80	proc gplot data = wavelet_vector;
1452	81	plot smoothedtrend_vec * date
1176	82	/haxis = axis1 vaxis = axis2;
1362	83	axis1 label = ('Date_by_year') order = (0 to
1133	84	100 by 12) value = ('2003''2004''2005''
433	85	2006''2007''2008''2009''2010''2011');
515	86	axis2 label = ('Total_of_Vector');
1931	87	run;
2118	88	quit;
13204	89	

图 3-18　SAS 程序图（续）

图 3-18 的 SAS 程序说明如下：

第 1 步：DATA 步中用于读取 2004 年 1 月—2011 年 9 月间每月的外来医学媒介生物截获的原始数据，共 93 个观察值。具体程序见图 3-18 中第 1 步所示。

第 2 步："proc gplot" 是调用 gplot 过程绘制月份与外来医学媒介生物的曲线图。"order＝（0 to 100 by 12）" 指横坐标以 12 个月作为间隔来显示月份数值；"value＝（'2003''2004''2005''2006''2007''2008''2009''2010''2011'）" 指横坐标上依次以 2003，2004，…，2011 代替 0，12，24，…，96 等自然数。具体程序见图 3-18 中第 2 步所示。

第 3 步：以％wavginit、proc iml、％wavinit 三个语句开始小波分析主程序。以 4 个 "optn ＝" 指定何种小波及相关参数进入分析。在本程序中指定了 Daubechies 小波系（db3），采用线性多项式回归方法进行维数处理。具体程序见图 3-18 中第 3 步所示。

第 4 步："call wavft（decomp，trend_vec，optn）" 调用 wavft 子程序进行小波分解。"call wavprint（decomp，&summary）" 调用 wavprint 子程序输出小波分解的总体参数（结果详见表）；"call wavprint（decomp，&detailCoeffs，1，4）" 调用 wavprint 子程序输出小波分解的细节系数（结果详见表）。具体程序见图 3-18 中第 4 步所示。

第 5 步："call coefficientPlot（decomp，，，，，"Trend of captured vectors"）" 调用 coefficientPlot 子程序对小波分解结果用图形的方式展示。调用 wavhelp 宏程序在 SAS 日志（SAS Log）中解释说明小波参数及小波图形模块功能，图 3-19 是 SAS 日志中显示的结果。具体程序见图 3-18 中第 5 步所示。

```
coefficientPlot Module
Function: Plots wavelet detail coefficients
Usage: call coefficientPlot (decomposition,
                             threshopt,
                             startLevel,
                             endLevel,
                             howScaled,
                             header);
Arguments:
  decomposition - (required) valid wavelet decompostion produced
                             by the IML subroutine WAVFT
  threshopt     - (optional) numeric vector of 4 elements
                             specifying thresholding to be used
                             Default: no thresholding
  startLevel    - (optional) numeric scalar specifying the lowest
                             level to be displayed in the plot
                             Default: start level of decomposition
  endLevel      - (optional) numeric scalar specifying the highest
                             level to be displayed in the plot
                             Default: end level of decomposition
  howScaled     - (optional) character:' absolute' or' uniform' specifies coefficients
                             are scaled uniformlyDefault: independent level scaling
  Header        - (optional) character string specifying a header
                             Default: no header
```

图 3 - 19　调用 wavhelp 宏程序在 SAS 日志的显示结果

第 6 步："coefficientPlot（decomp，，6，，'uniform'," Trend of captured vectors")"调用 coefficientPlot 子程序显示出尺度水平在 6 级及以上的细节系数图；具体程序见图 3 - 18 中第 6 步所示。

第 7 步："call mraApprox（decomp，，3，," Trend of captured vectors")"调用 mraApprox 子程序进行多分辨率（尺度）分析，绘制多分辨率（尺度）近似图形；具体程序见图 3 - 18 中第 7 步所示。

第 8 步："call mraDecomp（decomp，，5，，," Trend of captured vectors")语句调用多尺度分解分析，以显示每一个尺度水平上的细节系数；具体程序见图 3 - 18 中第 8 步所示。

第 9 步："call scalogram（decomp，&SureShrink，，，0.25，'log'," Trend of captured vectors")调用 SCALOGRAM 语句来绘制小波尺度（时频）图。具体程序见图 3 - 18 中第 9 步所示。

其他：在 SAS 程序中有许多是用数值 0～5 来分别表示不同参数，为强化程序的可读性，表 3 - 4 和表 3 - 5 中列出参数与数值之间的对照表。

表 3 - 4　小波分析 SAS 宏变量的符号及替代值

符号名	符号值	数值名	数量值
&boundary	1	&zeroExtension	0
		&periodic	1
		&polynomial	2
		&reflection	3
		&antisymmetricReflection	4
&degree	2	&constant	0
		&linear	1
		&quadratic	2
&family	3	&daubechies	1
		&symmlet	2
&member	4	1 — 10	

表 3 - 5　小波分析 SAS 宏变量的阈值特征符号及替代值

符号名	符号值	数值名	数量值
&policy	1	&none	0
		&hard	1
		&soft	2
		&garrote	3
&method	2	&absolute	0
		&minimax	1
		&universal	2
		&sure	3
		&sureHybrid	4
		&nhoodCoeffs	5
&value	3	*positive real*	
&levels	4	&all	−1

七、主要结果及解释

图 3 - 20 是 2003 年 1 月～2011 年 9 月某口岸外来医学媒介生物截获原始数据的曲线图，从图中可以看到该曲线图中随着时间尺度的变化，除了大的趋势变化外，还存在小的数据振荡。因此，可以用小波分析法进行分析。

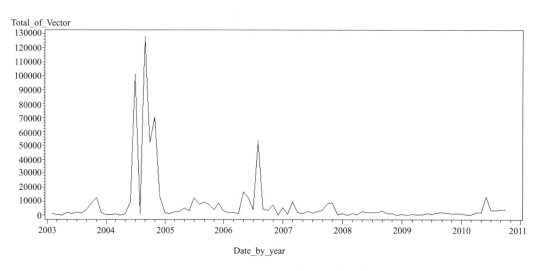

图 3‐20　2003 年～2011 年口岸外来医学媒介生物截获原始数据分布图

调用"wavprint"子程序可以将小波分解的结果输出于 SAS 的"Results"中。图 3‐21 即为小波分解的基本情况，以及细节系数的矩阵。

Decomposition Summary	
Decomposition Name	decomp
Wavelet Family	Daubechies Extremal Phase
Family Member	3
Boundary Treatment	Recursive Linear Extension
Number of Data Points	93
Start Level	0

Wavelet Detail Coefficients for decomp			
Translate	Level 1	Level 2	Level 3	Level 4
0	4.4403E−10	3.54971E−10	−2.9578E−10	−3.9806E−11
1	9398.71	2939.84	13392.29	−3814.50
2		−934.724278	9490.21	110058.50
3			−1513.41	−33775.80
4			214.541747	−5474.60
5			4967.25	12374.53
6				−5815.16
7				−1328.26
8				2017.12
9				−587.996144
10				−4332.49
11				1185.50

图 3‐21　小波分解的细节系数矩阵

调用"wavget"子程序，可以获得整个数据序列中的噪声水平，调用 MAD 函数计算其标准差，结果如图 3-22 所示。

noiseScale
Noise scale＝1608.0694

图 3-22 数据序列中的噪声水平

一般情况下，我们会用诊断图形来直观地解读小波分解的主要结果。图 3-23 列出了不同尺度水平下的细节系数分布图。由图中可见，当达到最高尺度水平（5—6 级）时，才捕捉到原始数据序列中的振幅。当然在本例中振幅细节系数还不够典型。典型的图形如图 3-24 中所示，当尺度水平在 8—9 级时，捕捉到的细节系数振幅比较典型。

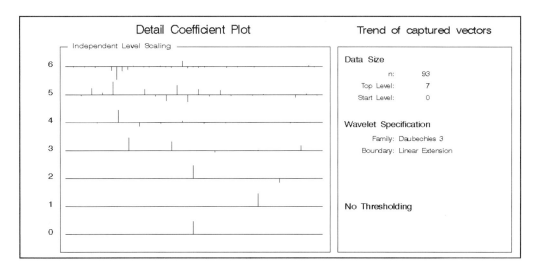

图 3-23 不同尺度水平的细节系数分布图

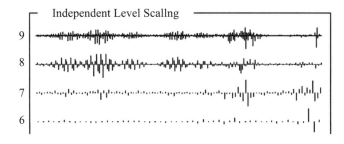

图 3-24 典型的振幅捕捉细节系数图

图 3-25 列出了尺度水平为 6 级时的细节系数图，但未进行阈值处理（No Thresholding）。

65

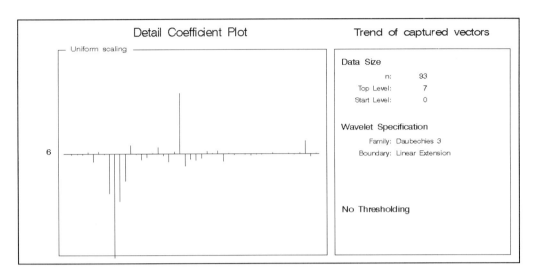

图 3 - 25 尺度水平为 6 级时的细节系数图

　　图 3 - 26 列出了第 5 级－6 级尺度水平的细节系数图，由该图可见，图例显示被进一步放大，更加明显，而且调用"SureShrink"阈值算法进行消噪处理。由图中可见，高水平尺度的部分细节系数经过阈值处理后被调零，而主要的波形振幅还是保留下来了。如此一来，把经过阈值处理后的输入信号再进行数据重构，因为已消除了大部分的尺度系数，则既能保留数据的基本特征，同时又使得数据相对更加平滑。

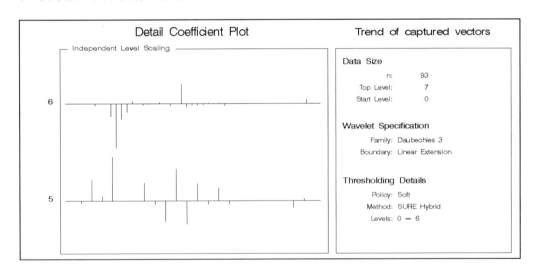

图 3 - 26 第 5 级－6 级尺度水平的细节系数图

　　分解出细节，并进一步消噪后，可以将消噪后的数据序列进行重构，这就要应用到多分辨率或称多尺度分析。图 3 - 27 是应用该方法将消噪后的低频信息流与高频信息流按照小波分解的逆向过程进行重构，重构后的曲线再在不同尺度水平下进行呈现。

图中可以看到即使在尺度水平 3 级时，输入信号的基本波形依然被捕捉到了。在前文已提及，当尺度水平达到 5 级以上时，数据的振幅已被捕捉到，这样尺度水平在 5 级及以下的重构数据就不再包含这些振幅信息流。

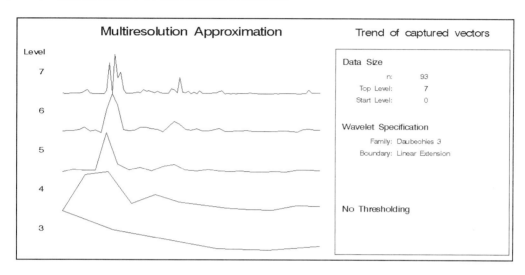

图 3－27 多尺度分析进行数据重构

为更加清晰地观察到经过多分辨率方法重构数据后的结果，我们调用 "call mraApprox（decomp，，6，6，" Trend of captured vectors"）" 语句进行运算，绘制多分辨率（尺度）近似图形。结果如图 3－28 所示，这是在第 6 级尺度水平时的多尺度分析结果的图形。

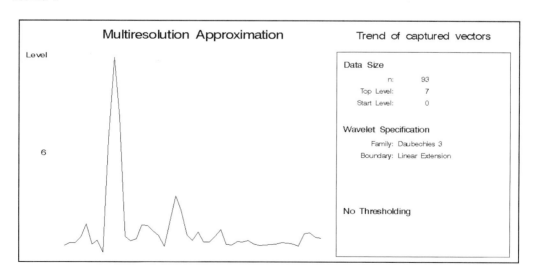

图 3－28 多尺度分析进行数据重构后仅展示第 6 级尺度水平的结果

当然，我们也可以将经过阈值处理（"SureShrink" 阈值算法）的细节系数和尺度系数进行数据重构后，以图形方式展示结果。具体如图 3 - 29 所示。

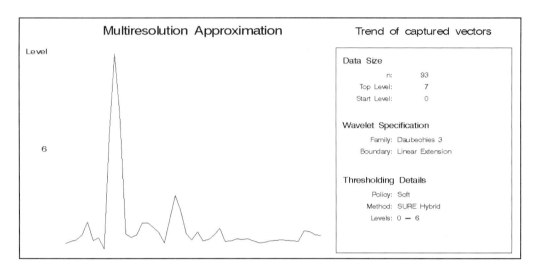

图 3 - 29　应用"SureShrink"阈值算法处理并数据重构的结果

另一种相关的图形就是多尺度分解图，用 call mraDecomp（decomp，，5，，，"Trend of captured vectors"）语句调用多尺度分解分析，可以在每一个尺度水平上显示出细节系数，为总体观察效果，我们将主要的信号数据显示在一张图形上，如图 3 - 30 所示。

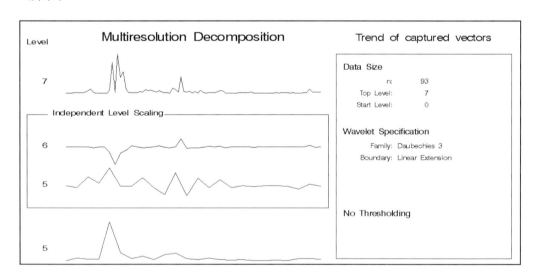

图 3 - 30　多尺度分解图形

小波尺度（时频）图可以展现离散小波转换的时间频率局部化特性。在图 3 - 31 中，每一个细节系数都用一个实心长方形表示，而该长方形的颜色则对应细节系数的量级。长方形的位置、大小分别与该细节系数的时间间隔和频率范围相关联。处于较低水平层级的细节系数是用宽且短的矩形来表示数据中它们是处于时间间隔宽且频率段窄的位置。相反，高水平层级的系数则用细而长的矩形来表示中它们是处于时间间隔窄但频率段宽的位置。随着水平层级增长，矩形高度是以 2 的几何倍数增加的。如果把所有不同水平的细节系数用一张图来表示的话，处于最低水平层级这些矩形则几乎就忽略不见。为能使所有水平的细节系数都能展示出来，通常采用对数比例尺的形式来作图。

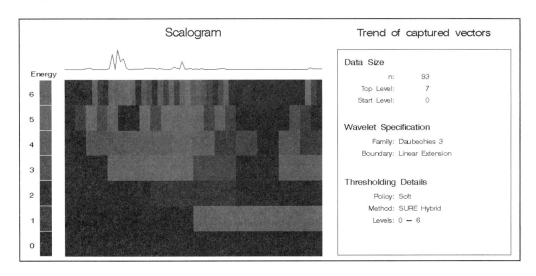

图 3‑31　显示所有水平的小波尺度（时频）图

调用 call scalogram（decomp，&SureShrink，，，0.25，'log'," Trend of captured vectors"）语句来绘制小波尺度（时频）图，语句中"log"示意是以对数刻度来绘图；"0.25"示意细节系数的增幅。

最左侧的竖条显示的是每一个水平层级的能级。能级是以每一个层级的细节系数的平方和表示。由能级条可见，较高的能级处于较低水平层级，而这些层级的细节系数控制着数据的主要特征。但是要解释更精细尺度的数据细节，则需要更关注较高水平层级的信息。

调用 call scalogram（decomp，&SureShink，6，，，，" Trend of captured vectors"）语句，绘制出应用"SureShink"算法阈值处理的 6 级小波尺度（时频）图（见图 3‑32）。

调用 call scalogram（decomp，，6，，，，" Trend of captured vectors"）语句，绘制出未应用阈值处理的 6 级小波尺度（时频）图（见图 3‑33）。

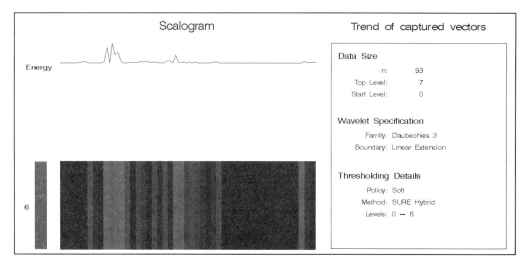

图 3 - 32 应用 SureShink 阈值法的 6 级小波尺度（时频）图

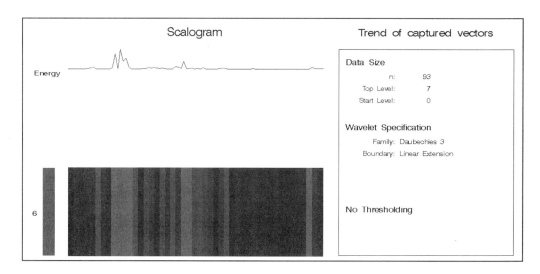

图 3 - 33 未应用阈值处理的 6 级小波尺度（时频）图

小波分解信号重构方法：

调用以下三条语句：

call wavift (reconstructedtrend＿vec，decomp)；

errorSS = ssq (trend＿vec - reconstructedtrend＿vec)；

print " The reconstruction error sum of squares = " errorSS；

WAVIFT 与 WAVFT 子程序是一对逆程序，WAVFT 子程序用于小波分解，而 WAVIFT 则是将分解的数据信号再重构。如果采用非阈值处理，从数值舍入误差结果看，重构转换相当准确，如图 3 - 34 所示。通常情况下，我们对信息会采用阈值化处理，处理后的信号再重构就可以产生一个更为平滑的信号。

---

errorSS

The reconstruction error sum of squares= 1.996E—18

图 3-34 WAVIFT 子程序导出重构特征

调用 proc gplot data＝wavelet ＿ vector；plot smoothedtrend ＿ vec ＊ date /haxis＝axis1 vaxis＝axis2 两条语句可以将经过平滑重构的数据信号以曲线形式呈现起来，如图 3-35 所示。比较图 3-20 和图 3-35，可以观察到平滑重构后的口岸外来医学媒介生物截获数据信号与原始数据列既保持了基本特征，而且主体信号进一步凸显，更能展现数据信号的规律性。

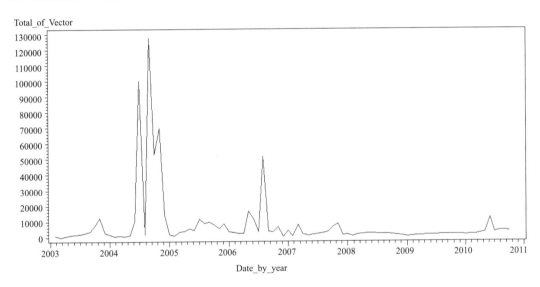

图 3-35 平滑重构后的 2003 年～2011 年口岸外来医学媒介生物截获数据信号分布图

第四章 数据挖掘技术及 SAS 实现

第一节 基础知识

一、概述

数据挖掘（Data Mining）是指从海量的、不完全的、有噪声的、模糊的、随机的数据库中提取隐含未知的、潜在有用的信息和知识的过程，并把这些知识用概念、规则、规律和模式等方式展示出来。数据挖掘是一门交叉学科，涉及机器学习、统计学、人工智能、模式识别、数据库、信息检索、信息可视化和专家系统等多个领域。它是风险分析的重要技术之一。

二、原理

数据挖掘包括分类学习、聚类分析、关联规则挖掘、预测、时序挖掘等。

（一）分类学习

分类是利用训练数据集通过一定的算法模型而求得分类规则，可用于规则描述和预测。目前，比较常见的分类算法有 K 最近邻居算法（K Nearest Neighbor Algorithm）、决策树算法、贝叶斯分类和支持向量机算法（Support Vector Machine）等。

（二）聚类分析

聚类就是把数据按照相似性原则归纳为若干个类别，同一类中的数据彼此相近或相似，不同类中的数据则互不相同。目前，常见的聚类算法有基于划分的算法、基于层次的算法、基于密度算法和基于网格的算法等。

（三）关联规则

描述两个或两个以上变量的取值之间存在某种规律性，就称为关联。数据关联是数据库中存在的一类重要的知识。关联分为简单关联、时序关联和因果关联。关联分析的目的是找出数据库中隐藏的关联网。一般用支持度和可信度两个阈值来度量关联规则的相关性。

（四）预测

利用历史数据找出变化规律，建立模型，并应用该模型对未来数据的种类及特征进行预测。目前，常见的有多元 Logistic 回归分析等。

（五）时序模式

时序模式是指通过时间序列搜索出的重复发生概率较高的模式。与回归一样，它也是用已知的数据预测未来的值，但这些数据的区别是变量所处时间的不同。

三、SAS Enterprise Miner 介绍

SAS Enterprise Miner 简称 EM，是 SAS 统计分析系统的重要模块之一，它把统计分析系统和图形用户界面（GUI）紧密结合，对用户友好、直观、灵活、使用方便。

（一）SAS/EM 的启动及基本操作

1. 启动 SAS/EM

方法一：首先打开 SAS，然后在 SAS 命令栏输入 miner，回车即可跳出见图 4-1 所示界面。

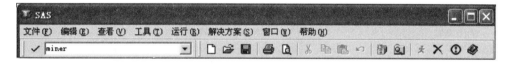

图 4-1 命令方式启动 SAS/EM

方法二：启动 SAS，点击 Solutions→Analysis→Enterprise Miner，即可启动 SAS/EM，界面见图 4-2 所示。

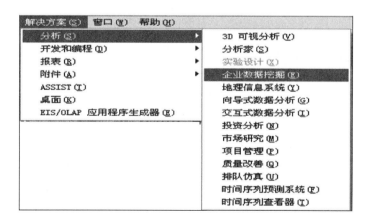

图 4-2 菜单方式启动 SAS/EM

2. 建立项目和流程图

EM 通过项目和流程图组织数据分析。每个项目可以包含不止一个的流程图，每个流程图可以包含多个数据分析，但仅能对一个数据集的数据进行分析。

具体步骤如下：

按图 4-3 所示，点击 File→New→Project…，在跳出的 Create new project 对话框中输入创建的项目名称，并在对应的 Location 位置输入路径通道（见图 4-4）。即可生成一个项目。按图 4-5 所示创建流程图，在"My Diagram"对应的文本框中（圆圈所示位置）输入流程图标题，如图 4-6。

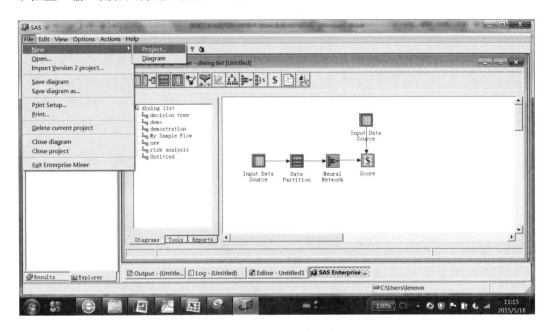

图 4-3 在 SAS/EM 中创建项目

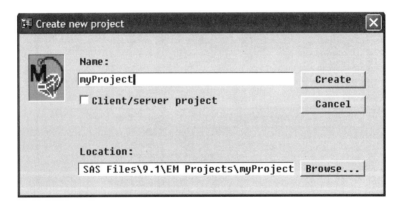

图 4-4 输入创建项目的名称

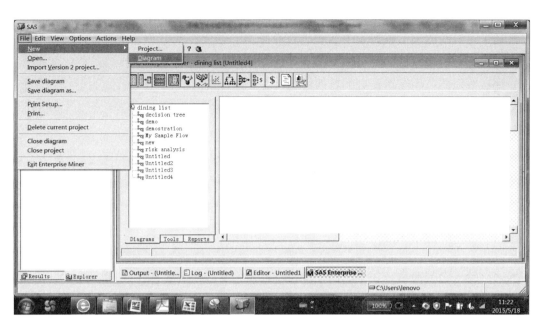

图 4 - 5 在 SAS/EM 中创建流程图

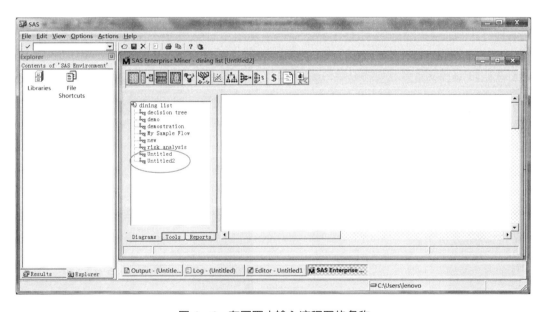

图 4 - 6 在圆圈内输入流程图的名称

(二) SAS/EM 数据挖掘过程及节点介绍

数据挖掘的核心过程简称为 SEMMA，即抽样（Sample）、探索（Explore）、修整（Modify）、建模（Model）以及评估（Assess）。

1. 抽样（Sample）

通过随机的方法从数据集中抽取代表性样本。创建三个数据子集：（1）训练数据集，用于拟合模型；（2）验证数据集，用于评估模型，并对模型选择以避免过度拟合；（3）测试数据集，用于对模型的普适性进行客观的评价。

抽样环节主要涉及输入数据源节点（Input Data Source）、抽样节点（Sampling）和数据分割节点（Data Partition），图标分别如图 4-7～图 4-9 所示：

图 4-7　输入数据源节点

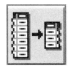

图 4-8　抽样节点

图 4-9　数据分割节点

（1）输入数据源节点：主要用于读取数据和定义数据的属性。

（2）抽样节点：通过随机抽样、层次抽样和聚类抽样三种技术对数据集进行抽样。对于大型数据库而言，抽样非常重要，经过抽样处理的数据库可以大大减少模型的训练时间。

（3）数据划分节点：将数据集划分为训练集、测试集以及验证集。训练集用于模型的训练，验证集用于调整模型，测试数据集是用于对模型进行客观评估。

2. 探索（Explore）

应用可视化的形式或主成分分析、因子分析、聚类等统计方法对数据集进行探索分析，发现趋势和异常状况，掌握数据基本分布形式，以寻求进一步开展风险分析的思路。探索主要包括三个阶段：（1）修整，生成和转换变量，发现异常值，变量选择等；（2）模型，针对数据集选择适当的模型进行建模；（3）评估，评估模型的实用性、可靠性和建模的效果。

探索环节主要涉及分布探索节点（Distribution Explorer）、多图节点（Multiplot）、观察节点（Insight）、关联规则节点（Association）、变量选择节点（Variable Selection）、链接分析节点（Link Analysis），在 SAS/EM 中的图标见图 4-10～图 4-15 所示。

图 4-10　分布探索节点

图 4-11　多图节点

图 4-12　观察节点

图 4-13　关联规则节点　　　图 4-14　变量选择节点　　　图 4-15　链接分析节点

（1）分布探索节点：探索海量数据，通过多维直方图等可视化的方式对数据进行展示。

（2）多图节点：形式上同分布探索节点，但该节点可以自动创建柱状图和散点图。

（3）观察节点：打开 SAS/INSIGHT 对话功能，是一种数据探索和分析的交互式工具。

（4）关联规则节点：识别数据之间的关联关系。

（5）变量选择节点：评估预测或者分类目标变量中输入变量的重要性。为了选择重要的输入，该节点使用 R^2 标准或者 χ^2 标准选择变量。

（6）链接分析节点：发现复杂系统中链接之间的效果，从而发现系统的工作模式，得出结论。

3. 修整（Modify）

通过探索环节掌握数据的分布情况后，对数据进行进一步的处理、变形、调整，使之符合相应模型所要求的条件限制。探索环节主要涉及数据集属性节点（Data Set Attributes）、变量转换节点（Transform Variables）、过滤异常节点（Filter Outliers）、替换节点（Replacement）、聚类节点（Clustering）、SOM/Kohonen 节点（SOM/Kohonen）、时间序列节点（Time Series）。在 SAS/EM 中的图标见图 4-16～图 4-22 所示。

图 4-16　数据集属性节点　　　图 4-17　变量转换节点　　　图 4-18　过滤异常节点

图 4-19　替换节点　图 4-20　聚类节点　图 4-21　SOM/Kohonen　图 4-22　时间序列节点
　　　　　　　　　　　　　　　　　　　　　　　节点

（1）数据集属性节点：修改数据集属性，如数据集名称、角色等。还可以修改样本数据集的元数据以及定义目标变量。

（2）转换变量节点：转换变量，如计算自然对数等。

（3）过滤异常节点：仅能过滤掉训练数据集中的异常点或者符合其他条件的观测值，但是无法过滤验证数据集、测试数据集以及打分数据集中的异常点。

（4）替换节点：对有缺失值的观测值进行插值。

（5）聚类节点：对数据划分，识别具有相似性的观测值。相似或相近的观测值归于同类中，不同的观测值归在不同的聚类中。

（6）SOM/Kohonen 节点：产生自组织映射、Kohonen 网络以及向量数量化网络。数据的特性可以通过图形化的方式来浏览。

（7）时间序列节点：预测趋势和季节性因素的影响。

4. 建模（Model）

通过一定的评价指标选择并建立适用的模型，来拟合数据，以期获得需要的结果。建模主要涉及回归模型节点（Regression）、树节点（Tree）、神经网络节点（Neural Network）、主成分分析节点（Princomp/Dmneural）、用户自定义模型（User Defined）、集成节点（Ensemble）、基于内存推理节点（Memory Based Reasoning）、两阶段模型节点（Two-Stage Model），在 SAS/EM 中的图标见图 4-23～图 4-30 所示。

图 4-23　回归模型节点

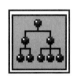

图 4-24　树节点

图 4-25　神经网络节点

图 4-26　主成分分析节点

图 4-27　用户自定义模型节点

图 4-28　集成节点

图 4-29　基于内存的推理节点

图 4-30　双阶段模型节点

（1）回归模型节点：拟合线性、Logistic 回归模型，因变量可以是连续变量、顺序变量或二值；自变量可以是连续变量或离散变量。

（2）树节点：在名义变量、顺序变量和连续变量的基础上对数据库执行多路划分。该节点同时支持自动化和交互性训练。

（3）神经网络节点：构建、训练和验证多层前向神经网路。

（4）主成分分析节点：拟合非线性模型，也可执行主成分分析，将打分的主成分传递给后面的节点。

（5）用户自定义模型节点：产生使用模型中 SAS 代码节点生成的预测值或者变量选择节点的评估统计信息。

（6）集成节点：可以组合模型，比单个模型更加稳定。当独立的模型相关性越低时，组合模型则更为有效。

（7）基于内存的推理节点：使用 K 最近邻居算法分类或者预测观测值。

（8）双阶段模型节点：计算预测分类目标和区间目标的两阶段模型。

5. 评估（Assess）

用于评估模型可靠性和实用性。评估主要涉及评估节点（Assessment）、报表节点（Reporter），在 SAS/EM 中的图标见图 4-31～图 4-32 所示。

图 4-31 评估节点

图 4-32 报表节点

（1）评估节点：为模型相互之间进行比较提供标准与框架，提供了几种图表来帮助比较模型是否有效，如提升图和利润/损失图表等。

（2）报表节点：将整个流程分析的结果导入到 HTML 报表中，可以通过网页浏览器来查看。每个报表包括表头信息、处理流程图和每个节点的单独报告。

6. 其他

在 SAS/EM 中还有其他类型的节点，如打分节点（Score）、SAS 代码节点（Sas Code）等。图标见图 4-33～图 4-34 所示。

图 4-33 打分节点

图 4-34 代码节点

（1）打分节点：打分公式主要用来评估和预测。

（2）SAS 代码节点：将新的或者已经存在的 SAS 代码添加到流程图中，该节点能将其他的 SAS 过程加入到数据挖掘分析过程中。

第二节　神经网络分析

一、概述

人工神经网络（Artificial Neural Networks，ANNs），简称神经网络（NNs）或连接模型（Connectionist Model），是在现代神经科学研究成果基础上提出的，通过模拟大脑神经网络处理、记忆信息方式进行信息处理的算法数学模型。其具有自学习和自适应能力，可以通过一批相互对应的输入—输出信息数据，深入挖掘两者之间的关联规则，并应用该关联规则，对新的输入数据进行推算，预测输出结果。故而，应用神经网络可以有效地分析挖掘蕴含在海量数据库中的规律，并科学地运用规律处理自然界中的非线性关联现象。

二、原理

生物神经元：神经元模型是基于生物神经元特点提出的。人脑由大量的生物神经元组成，数量级为 1012，神经元之间互相连接，从而构成一个庞大而复杂的神经元网络。神经元是大脑处理信息的基本单元，结构如图 4 - 35 所示。神经元之间的信息是由突触通过神经冲动进行传递的，而神经冲动实质上就是电位差来传输。

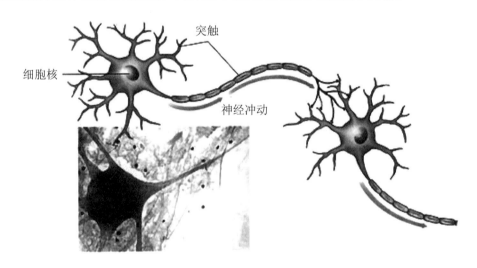

图 4 - 35　生物神经元模式图

人工神经网络就是模拟生物神经元的信息传递过程，由大量处理单元相互连接而成，对连续的输入做出状态响应的动态信息处理系统。由于是通过经验而非设计好的程序进行学习、训练，因此人工神经网络具有人脑的某些重要特性，如联想记忆、并行处理、自学习、自组织、自适应和容错性等能力，这些构成了人工神经网络具有模式识别、预测评价和优化决策等能力的基础。基本原理为：输出层节点的输出变量为应变量（目标函数），当多个输入信息进入神经元后，其加权求和值超过神经元的阈值后会形成输出，通过连接权连接，传递到下一层神经元，作为下一层神经元的输入值，这样按网络的拓扑结构依次传递。根据神经网络的计算原理，每一神经元的输入值将更新变化，最后到达输出层。将输出值与样本的期望输出值进行比较，计算出误差，按学习规律将误差反向传播到前一层神经元，调整连接权大小，重新计算，再输出。如此反复，直到训练集样本输出误差和达到期望值。至此得到固定的连接权重值，就达到对未知样本进行预测和分析的目的。其中的网络信息主要储存在连接权重中，人工神经网络的拓扑结构图详见图 4-36。

　　根据神经元之间的相互结合关系和作用方式，神经网络模型可以分为很多种，其中反向传播神经网络（back-propagation neural network）即 BP 神经网络是目前应用最广泛、计算能力最强的人工神经网络模型之一。由于这种网络的权值和阈值调整采用了反向传播的学习算法，解决了感知器所不能解决的问题，可以实现从输入到输出的任意非线性映射。在确定了网络的结构后，利用输入样本集对其进行训练，即对网络的权值和阈值进行学习和调整。经过训练的 BP 网络，对于不是样本集中的输入样本也能给出合适的输出，利用这种方式可以使用该网络对未知样本进行预测。

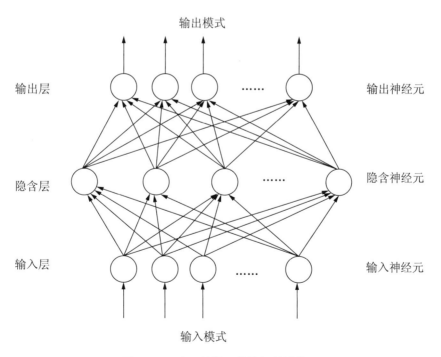

图 4-36　人工神经网络的拓扑结构图

三、主要 SAS 模块

应用 SAS/EM 模块进行神经网络分析，主要涉及数据源输入（Input Data Source）、数据分割（Data partition）、变量转换（Transform Variables）、神经网络运算（Neural Network）、数据评估（Assessment）、数据预测（Score）等八个节点子模块，相互之间以箭头（→）关联，作为信息传递的途径与标识。

四、适用条件

人工神经网络可以被看做一种非传统的多元非线性模型，它通过对样本的学习，能够从训练样本中总结出自变量与应变量间的复杂非线性关系，从而利用相应规律对新样本加以准确识别。更为方便的是，该方法对变量没有任何分布或独立性方面的要求，使用范围极广，而整个判别过程完全被放在隐含层中，类似于黑箱。神经元间联系强度的改变、自变量贡献大小的调整主要由 SAS 软件自动进行，使用者甚至可以完全不加以干预。因此，它被作为一种灵活而高效的判别分析方法而加以利用。与此同时，为确保人工神经网络的预测精度，需要从以下几个方面进行保障。

（1）神经网络的训练过程是从给定的样本数据中归纳出输入、输出之间的复杂规律的，为了能够更加准确地对系统进行预测，样本数据应该尽可能准确。

（2）提高网络预测能力的主要途径有：一是尽可能增加样本的涵盖面；二是在输入中尽可能地包括影响输出的主要因子；三是确定适当的收敛误差。对于常用的 BP 算法，可考虑采用遗传算法、小波分析和径向基函数做进一步的深入研究。

（3）针对 BP 算法中存在的收敛速度慢、易陷入局部最小值的问题，可采用附加动量法和自适应学习速率法在一定程度上解决这些问题。附加动量法是在 BP 算法的基础上，在每个权值变化上加上一项正比于上一次权值变化量的值，并根据 BP 算法来产生新的权值变化，利用附加动量法可能会避开某些局部最小值。自适应学习速率法是在学习过程中不断修正学习速率，有利于提高学习效率，缩短学习时间。

五、应用实例

某国境口岸出入境检验检疫机构对 2007 年到港的入境国际航行船舶携带外来医学媒介生物情况进行风险调研，纳入风险研判的风险因素共 18 个。数据如表 4-1 所示。

表 4-1 纳入标准的风险因素数据库

总吨	净吨	船龄	到达季节	船型	沿途寄港	航行天数	货物种类	船员类型	除鼠证书	免除证书	签发港	签发天数	来自疫区	卫生证书	检疫医师	检疫方式	曾检出媒介	医学媒介
28433	12369	12	1	4	0	4	1	2	0	1	2	51	0	0	2	2	0	0

续表

总吨	净吨	船龄	到达季节	船型	沿途寄港	航行天数	货物种类	船员类型	除鼠证书	免除证书	签发港	签发天数	来自疫区	卫生证书	检疫医师	检疫方式	曾检出媒介	医学媒介
29351	13198	8	1	4	0	3	2	2	0	1	1	79	0	0	2	2	0	0
164371	100817	11	3	4	0	18	1	1	0	1	2	47	0	0	2	2	0	0
50272	25376	21	3	4	0	8	1	1	0	1	2	63	0	0	2	2	0	0
1322	756	24	1	3	0	9	1	1	0	1	2	79	0	0	1	2	0	1
⋮	⋮	⋮	⋮	⋮	⋮	⋮	⋮	⋮	⋮	⋮	⋮	⋮	⋮	⋮	⋮	⋮	⋮	⋮
153437	85873	16	1	4	0	19	1	1	0	1	1	146	0	0	1	2	0	1
170794	55396	1	1	2	0	0	1	1	0	1	2	57	0	0	1	2	0	0
170794	55396	2	2	2	0	0	1	1	0	1	2	149	0	0	1	2	0	0

根据该批调研数据及对应的国际航行船舶携带外来医学媒介生物的信息情况，采用神经网络方法，建立数学模型，并以该模型对新到港的入境国际航行船舶上是否可能携带媒介生物进行风险预测。

六、SAS 实现

采用 SAS/EM 模块实现风险建模及预测，建立的神经网络分析路径如图 4 - 37 所示。

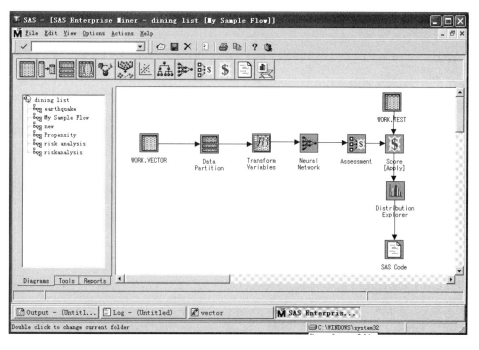

图 4 - 37 BP 神经网络分析路径图

分析思路：输入层神经元共 18 个变量，包含船舶总吨、净吨，船龄、到达季节、船型、沿途寄港、航行天数、货物种类、船员类型、除鼠证书、免除证书等等；输出层神经元仅有一个，即是否截获外来医学媒介生物；在隐含层设置 5 个神经元。如此，就构成 18×5×1 的 BP 神经网络模型。将数据信息导入神经网络分析路径图的数据输入节点，同时在数据分割节点将该批数据随机分割成两部分，第一部分用于神经网络模型训练，数据量占全部数据库的 60%；第二部分用于神经网络模型的验证，占数据库的 40%。为确保数据在分割时媒介阳性船舶信息与阴性船舶信息能同比例被分割到训练与验证两个数据集中，在数据分割节点按"是否截获医学媒介生物"来进行分层处理。变量转换节点则是将 18 个输入层神经元中偏态分布数据进行正态性转换处理，将连续性数据按模型分析需要转换成分类数据。神经网络模型拟合，激活函数选择双曲正切函数（Hyperbolic Tangent），联合函数选择一般的线性连接（Linear-General）。

（一）导入数据源

在 SAS 界面中运行图 4 - 38 中所示的 SAS 程序：

```
data vector;
input ARRIVE GROSSTON   NETTON TYPE PORTSCAL SPANDATE CARGO   CREW CS   MC
CSPORT MCDATE INFEAREA WS IFVECTOR DOCTOR QUARANTI VECBEFOR AGE @@;
cards;
4   147012   80537   4   0   20   1   2   0   1   2   29    0   0   1   2   1   0   14
4   157098   99808   4   1   52   1   2   0   1   2   141   0   0   0   2   1   0   3
4   5404     1808    4   0   5    2   1   0   1   2   103   1   0   0   2   1   0   9
1   5404     1808    4   0   5    2   1   0   1   2   172   1   0   0   2   1   0   9
2   145227   85401   4   0   20   1   2   0   1   2   150   1   0   0   2   1   0   16
4   78443    46232   4   0   1    2   1   0   1   2   145   0   0   1   1   2   0   17
4   81324    51277   4   1   21   1   2   0   1   2   97    1   0   0   1   2   0   2
..............................................................................
..............................................................................
..............................................................................
2   12148    5667    1   0   24   1   2   0   1   2   123   0   0   0   2   2   0   12
1   16232    7381    1   0   2    1   1   0   1   2   122   0   0   0   2   2   0   3
2   18734    9393    1   0   5    1   2   0   1   2   122   0   0   0   2   2   0   19
;
run;
```

图 4 - 38 训练数据导入的 SAS 程序图

启动 SAS/EM，从项目导航器（Project Navigator）窗口的工具栏（Tools）中拖拽数据源输入节点（Input Data Source node）至流程图工作区（Diagram Workspace）。双击数据源输入节点打开配置界面。在源数据（Source Data）框中选中""work. vector"，如图 4 - 39所示。

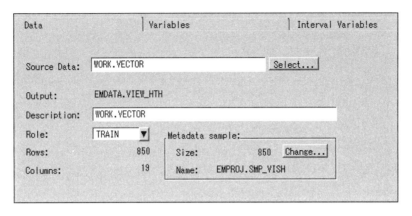

图 4－39　导入数据源库

在对话框右下角会出现样本量大小，点击变量选项卡（Variables），将变量"检出外来医学媒介生物"（IFVECTOR）的"Model role"定义为目标变量或称为因变量（target），其余变量均为自变量（input）。

（二）设置因变量特征

设置因变量特征（Target Profile）的方法：选中"Edit target profile"，弹出"Target Profiles for the IFVECTOR"对话框，如图 4－40 所示。

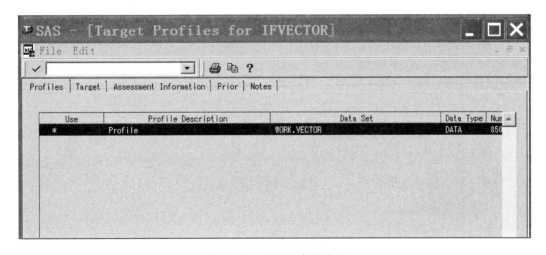

图 4－40　设置因变量特征

设置 Target Event Level。选择 Target 选项卡，出现图 4－41 所示界面，这里缺省设置 Descending Order，Target Event Level 是"1"，说明是对检出外来媒介生物情况进行建模。

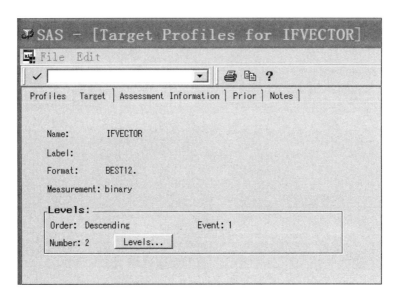

图 4-41 设置 Target Event Level

定义因变量 IFVECTOR 的遗失矩阵（Loss Matrix）：选择 Assessment Information 选项卡，出现图 4-42 所示界面。SAS/EM 模块预定义了四种决策矩阵模式（Profit vector、Loss vector、Default profit、Default loss），且默认为 Profit vector 模式。为配合本例，在此新定义一个遗失矩阵。

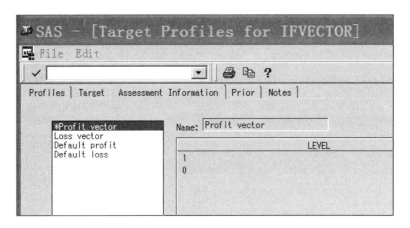

图 4-42 定义因变量 IFVECTOR 的遗失矩阵

右击 "Default Loss" 矩阵，选择 "Copy"，创建了一个新的决策矩阵，名称默认为 "Profit matrix"，如再要新增一个决策矩阵，则名称默认为 "Profit matrix1"，以此类推。

右击 "Profit matrix"，选择 "Set to use"，星号（＊）自动移到 Profit matrix 前，说明随后的建模和评估过程中均要使用的该处于激活状态的决策矩阵。另外，可以在

Name 文本框后修改该新建矩阵的名称，在本例中修改为"vectors matrix"，结果如图 4-43 所示。

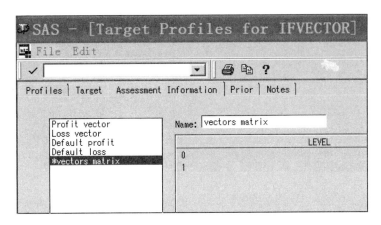

图 4-43　新增一个决策矩阵

选择 Prior 选项卡。根据以往船舶检疫查验与卫生监督的经验，在将来的入境船舶中，检出外来医学媒介生物的船舶可能占到 15%。为了使模型预测准确，需要设置数据的先验概率。SAS/EM 模块中预先设定的两个比例均不适合，需要新增一个。右击列表框并选择增加（Add）。在先验概率项下修改比例值，分别为 0.15 和 0.85。再右击"Prior Vector"，选择"Set to Use"激活，结果如图 4-44 所示。

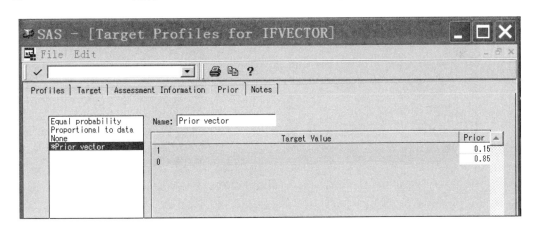

图 4-44　设置数据的先验概率

（三）分割数据库

SAS/EM 实现数据分割的工具是数据分割节点（Data Partition），将该节点拖拽到工作区内，放置于输入数据源节点（Input Data Source）后，并连接两个节点。将数据分割节点"Partition"选项卡中的设置修改如图 4-45 所示：

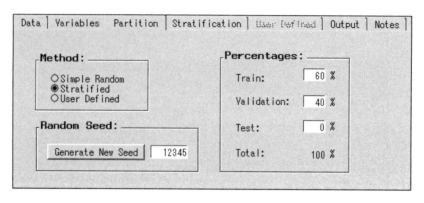

图 4‑45　采用分层方法实现数据的分割

采用分层方法将整个数据集分割为训练数据集和验证数据集，其中训练数据集占总数据集的 60%，验证数据集占 40%，随机数字默认为 12345。

点击"Stratification"选项卡，将因变量（IFVECTOR）的状态"Status"属性设置为"use"，其他变量均为"don't use"，结果如图 4‑46 所示。

Name	Status	Model Role
ARRIVE	don't use	input
CARGO	don't use	input
CREW	don't use	input
CS	don't use	input
CSPORT	don't use	input
IFVECTOR	use	target
INFEAREA	don't use	input
MC	don't use	input
PORTSCAL	don't use	input
QUARANTI	don't use	input
TYPE	don't use	input
VECBEFOR	don't use	input
WS	don't use	input

图 4‑46　设置分层变量

（四）变量转换

SAS/EM 实现数据转换的工具是变量转换节点（Transform Variables），将该节点拖拽到工作区内，放置于数据分割节点（Data Partition）后，并连接两个节点。右击 GROSSTON（总吨）变量，选中"View Distribuion of GROSSTON"，则显示 GROSSTON（总吨）变量的数据分布情况。GROSSTON（总吨）变量的正态性检验和数据分布图见图 4‑47，该变量属于偏态分布，无法直接进行模型拟合。

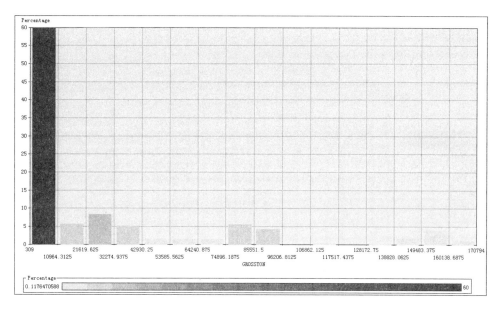

图 4-47 应用变量转换节点先检查数据分布

故而，须进行变量转换，方法为：右击 GROSSTON 变量，选中"Transform…"，弹出菜单中选择"Maximize Normality"，系统自动以最大正态化标准筛选多种变量转换模式后，选择对数转换方式，即自动出现"GROS_RBC"变量来替代原"GROSS-TON"变量进行建模，Formula（公式）栏中显示为"log（GROSSTON）"，而原"GROSSTON"变量的"Keep"属性自动设置为"No"。"GROS_RBC"变量的分布情况如图 4-48 所示，其正态性检验 Skewness 值从 1.857 下降到 0.352。

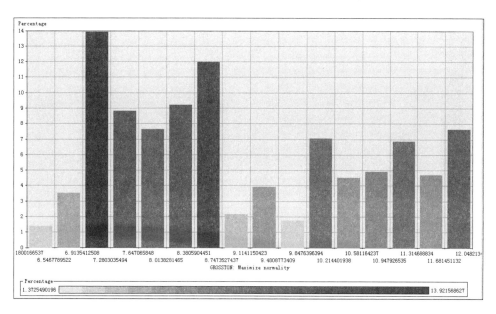

图 4-48 对变量进行正态性转换

同理，对"NETTON"（净吨）变量作同样转换；在对"AGE"（船龄）进行转换时，考虑到年龄段对评估会更有帮助，故而将其转换为分类变量进入模型，选中"Bucket"，结果如图 4－49 所示。

Name	Keep	Role	Formula	Mean	Std Dev	Skew	Kurtosis
GROSSTON	No	input		28738.262745	44161.629818	1.8570964526	2.433682617
GROS_RBC	Yes	input	log(GROSSTON)	9.0034034839	1.6638909995	0.3519030043	-1.184512044
NETTON	No	input		16856.921569	27493.829782	1.9645817979	2.9313846144
NETT_6MJ	Yes	input	log(NETTON)	8.3198890551	1.7542864916	0.4090518936	-1.136097628
SPANDATE	Yes	input		8.9196078431	11.187252773	2.0542881573	4.3411790702
MCDATE	Yes	input		69.374509804	52.036625092	0.4035608971	-0.99083056
DOCTOR	Yes	input		1.6647058824	0.4725567	-0.699828531	-1.516201369
AGE	No	input		13.619607843	8.8482295879	0.2088035392	-1.112491527
AGE_ZU0A	Yes	input	AGE	13.619607843	8.8482295879	0.2088035392	-1.112491527

图 4－49 将连续型变量转换为分类变量

则"AGE"（船龄）变量自动被"AGE＿ZU0A"所替代，该新变量为四分位分割变量，分割过程如图 4－50 所示。

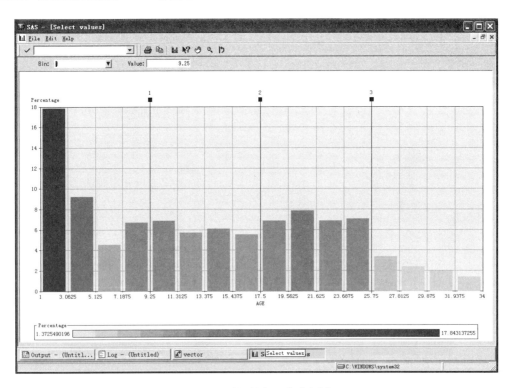

图 4－50 对船龄变量的分割过程

转换为新变量后的数据分布情况如图 4－51 所示。

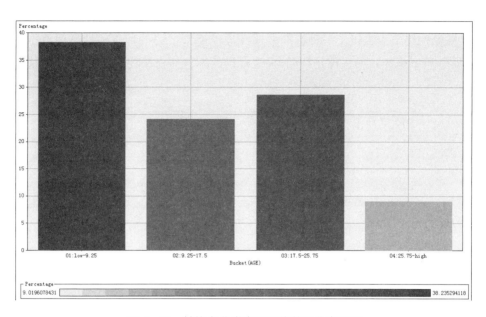

图 4－51　转换为分类变量后的数据分布情况

（五）神经网络模型拟合

SAS/EM 实现神经网络的工具是神经网络节点（Neural Network），将该节点拖拽到工作区内，放置于变量转换节点（Transform Variables）图标后，并连接两个节点。打开神经网络节点的配置对话框，点击"Variables"选项卡，如图 4 - 52 所示。

Name	Status	Model Role	Measurement
ARRIVE	use	input	ordinal
TYPE	use	input	ordinal
PORTSCAL	use	input	binary
SPANDATE	use	input	interval
CARGO	use	input	ordinal
CREW	use	input	ordinal
CS	use	input	binary
MC	use	input	binary
CSPORT	use	input	binary
MCDATE	use	input	interval
INFEAREA	use	input	binary
WS	use	input	binary
IFVECTOR	use	target	binary
DOCTOR	use	input	interval
QUARANTI	use	input	binary
VECBEFOR	use	input	binary
GROS_RBC	use	input	interval
NETT_6MJ	use	input	interval
AGE_ZUOA	use	input	ordinal

图 4 - 52　　"Variables"选项卡中进行变量设置

图 4 - 52 所示的变量为拟进入神经网络模型的变量，其状态"Status"均为"use"。神经网络节点提供了三种标准来选择最优模型：第一种是平均错误率标准，第二种是误分类率标准，第三种是利润/损失标准。本例中选择平均错误率作为选择模型的标准。

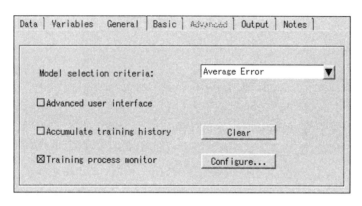

图 4 - 53　设置启用高级配置界面

神经网络节点提供了基本配置界面，也提供了高级配置界面，高级配置可以对神经网络建模提供更多的控制。点击"Basic"选项卡，弹出对话框，如图 4 - 53 所示，在 Network architecture（网络构架）栏设置为"Multilayer Perceptron"（多层神经元）；Preliminarv runs 栏表示输入层和输出层是否直接连接，默认为否；点击 Traning technique（训练技术）栏分别显示一般线性模型、多层感知模型（默认）、普通径向基函数与宽度平等模型、普通径向基函数宽度不等模型，还有灰色的归径向基同高度模型、归径向基同等卷积模型等，设置为 Levenberg-Marquadt 法。具体如图 4 - 54 所示。

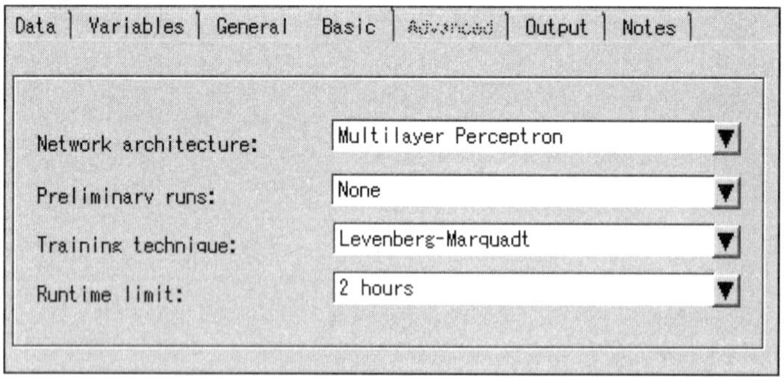

图 4 - 54　对高级配置界面进行定义

如需调整隐含神经元的个数，也须到高级（Advanced）选项卡中进行设置，因本例中拟在隐含层设置 5 个神经元，以构成 18×5×1 的神经网络模型。故而，设置相关参数如图 4 - 55 所示。

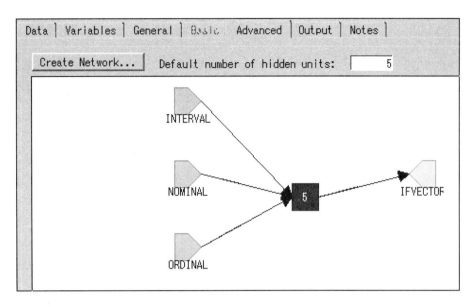

图 4-55　调整隐含神经元个数的过程

设置隐含层属性可在图 4-56 所示中进行设置，激活函数（Activation function）选择双曲正切函数（Hyperbolic Tangent），联合函数（Combination function）选择一般的线性连接（Linear-General），误差选项设置为含有误差（Bias）。

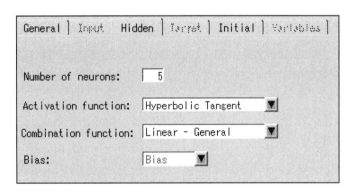

图 4-56　设置隐含层属性

（六）评估

SAS/EM 实现模型评估的工具是评估节点（Assessment），将该节点拖拽到工作区内，放置于神经网络节点（Neural Network）图标后，并连接两个节点。打开评估节点，在模型（Models）选项卡中显示了模型的类型是神经网络（Neural Network），模型名称为"neural"等信息，结果如图 4-57 所示界面。

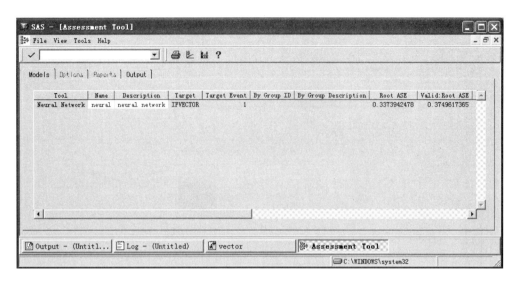

图 4‑57 模型评估节点中显示神经网络的基本信息

在输出（Output）选项卡中显示输出模型的信息，如图 4‑58 所示。

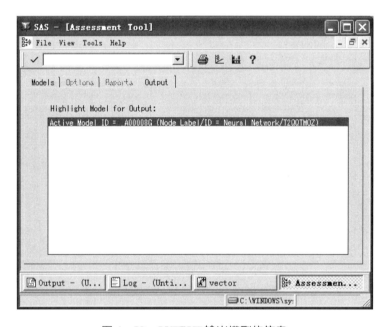

图 4‑58 OUTPUT 输出模型的信息

至此，神经网络建模环节完成。接下来是应用该建立的神经网络模型进行预测。

（七）预测

1. 导入测试数据集

在 SAS 软件界面中运行图 4‑59 所示的 SAS 程序：

```
data test;
input num  GROSSTON  NETTON  AGE  ARRIVE  TYPE  PORTSCAL  SPANDATE
CARGO  CREW  CS  MC  CSPORT  MCDATE  INFEAREA  WS  DOCTOR  QUARANTI
VECBEFOR
@@;
cards;
1  157098  99808  3   4  4  1  52  1  2  0  1  2  141  0  0  2  1  0
2  5404    1808   9   4  4  0  5   2  1  0  1  2  103  1  0  2  1  0
3  5404    1808   9   1  4  0  5   2  1  0  1  2  172  1  0  2  1  0
4  145227  85401  16  2  4  0  20  1  2  0  1  2  150  1  0  2  1  0
5  78443   46232  17  4  4  0  4   1  2  0  1  2  145  0  0  1  2  0
……………………………………………………………………………………………………………
……………………………………………………………………………………………………………
……………………………………………………………………………………………………………
29 81324   51277  2   4  4  1  19  1  2  0  1  2  145  1  0  1  2  0
30 52787   29031  19  1  4  1  25  1  2  0  1  2  161  1  0  1  2  0
;
run;
```

图 4-59　导入测试数据集的 SAS 程序

如图 4-37 的神经网络分析路径图所示，添加输入数据源节点，打开该节点，如图 4-60 所示设置该节点 Data（数据集）属性，注意将 Role（功能）栏设置为 "Test"。

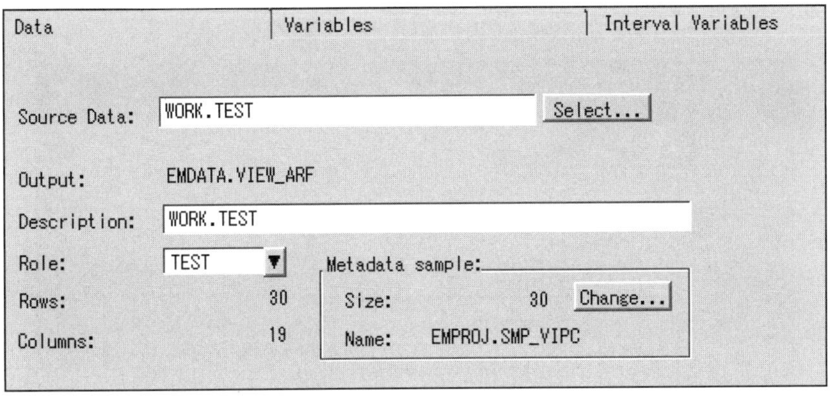

图 4-60　导入预测的源数据

2. 模型预测

SAS/EM 实现模型预测的工具是得分节点（Score），将该节点拖拽到工作区内，如图 4-37 的神经网络分析路径图所示放置节点图标。该节点功能是保存整个模型生成的代码，只要输入新的数据就可以依照此方法得出输出结果，打开该节点，在 setting（设置）选项卡选中（Apply training data socre data set），如图 4-61 所示。运行该节点，即可完成模型预测。

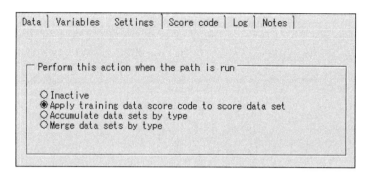

图 4-61　设置模型预测的选项

七、主要结果及解释

运行神经网络拓扑结构，出现图 4-62 所示的数据训练与验证监测截图，位于下方的曲线代表神经网络训练过程，而位于上方的曲线则代表验证过程。该图的横坐标表示数据迭代次数，而纵坐标表示迭代误差，由图 4-62 可见，迭代平均误差在 0.2 ~ 0.3 之间。图 4-63 为经过 100 次的迭代训练与验证所获得的迭代平均误差。图中可以看到，经过 100 次迭代训练，平均误差已接近 0.225，而验证过程的平均误差却相对较高。从表 4-2 的 BP 神经网络拟合评价参数分析表中可以更清晰地观察到此次神经网络模型拟合的各项参数值。训练过程的误判率为 0.1647，验证过程的误判率为 0.1824；训练过程的平均误差为 0.3668，而验证过程的平均误差达到 0.4550。

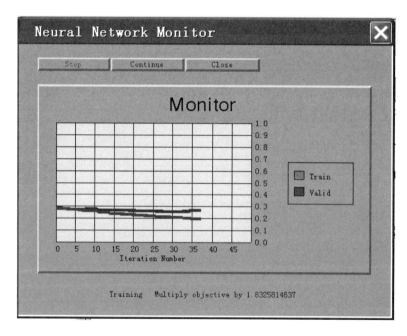

图 4-62　神经网络训练与验证过程（训练曲线位于下方，验证曲线位于上方）

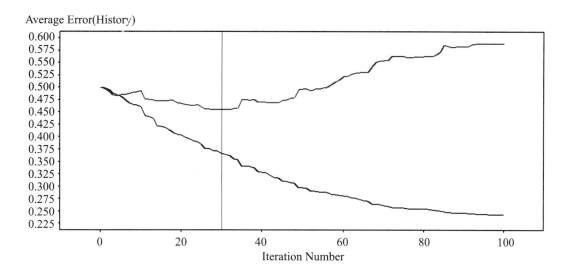

图4-63 神经网络训练与验证过程的平均误差分布（训练曲线位于下方，验证曲线位于上方）

表4-2 BP神经网络拟合的评价参数分析

拟合统计参数	训练过程	验证过程
误判率	0.1647	0.1824
平均误差	0.3668	0.4550
平均误差方根	0.1138	0.1406

图4-64为神经网络模型拟合效果的升降图（lift chart），在图中从左至右在横轴上分为10等份，最左边的一格表示最有可能被检出有外来医学媒介生物的10%船舶特征。

图4-65为经神经网络模型训练后，被模型划归外来媒介生物阳性或阴性的船舶与实际检出媒介阳性或阴性船舶的分布情况。由图中可直观地观察到，经过训练后的模型基本可以正确地区分出入境船舶是否携带外来媒介生物。

图4-66为输入、隐层和输出神经元间传递函数的权重系数。本例中构建的是18×5×1的BP神经网络模型，故而在输入层和隐含层神经元间有90个权重系数，而隐含层和输出神经元之间有5个权重系数，共同构成该BP模型。在人工神经网络中反映各输入对输出的贡献，是通过权重系数的大小来衡量的。权重表达通式如下：

$$S_{ij} = \frac{\mid \omega_{ij} \mid}{\sum\limits_{i=1}^{n} \mid \omega_{ij} \mid} ; \ t_{ik} = \sum\limits_{j=1}^{m} S_{ij} \mid \nu_{jk} \mid ; \ T_i = \frac{t_{ik}}{\sum\limits_{i=1}^{n} t_{ik}}$$

其中，ω_{ij}表示输入层神经元x_i与隐含层的第j个神经元连接权重，ν_{jk}表示隐含层第j个神经元与第k个输出层分量的连接权重。对权重经上述公式处理之后，再对得出的结果进行降序排序，能看出影响度大小关系。

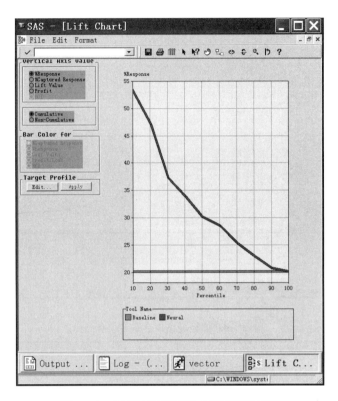

图 4 - 64 神经网络模型拟合效果的升降图

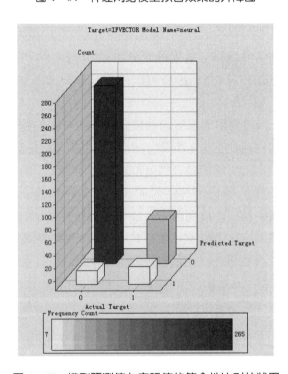

图 4 - 65 模型预测值与实际值的符合性比对柱状图

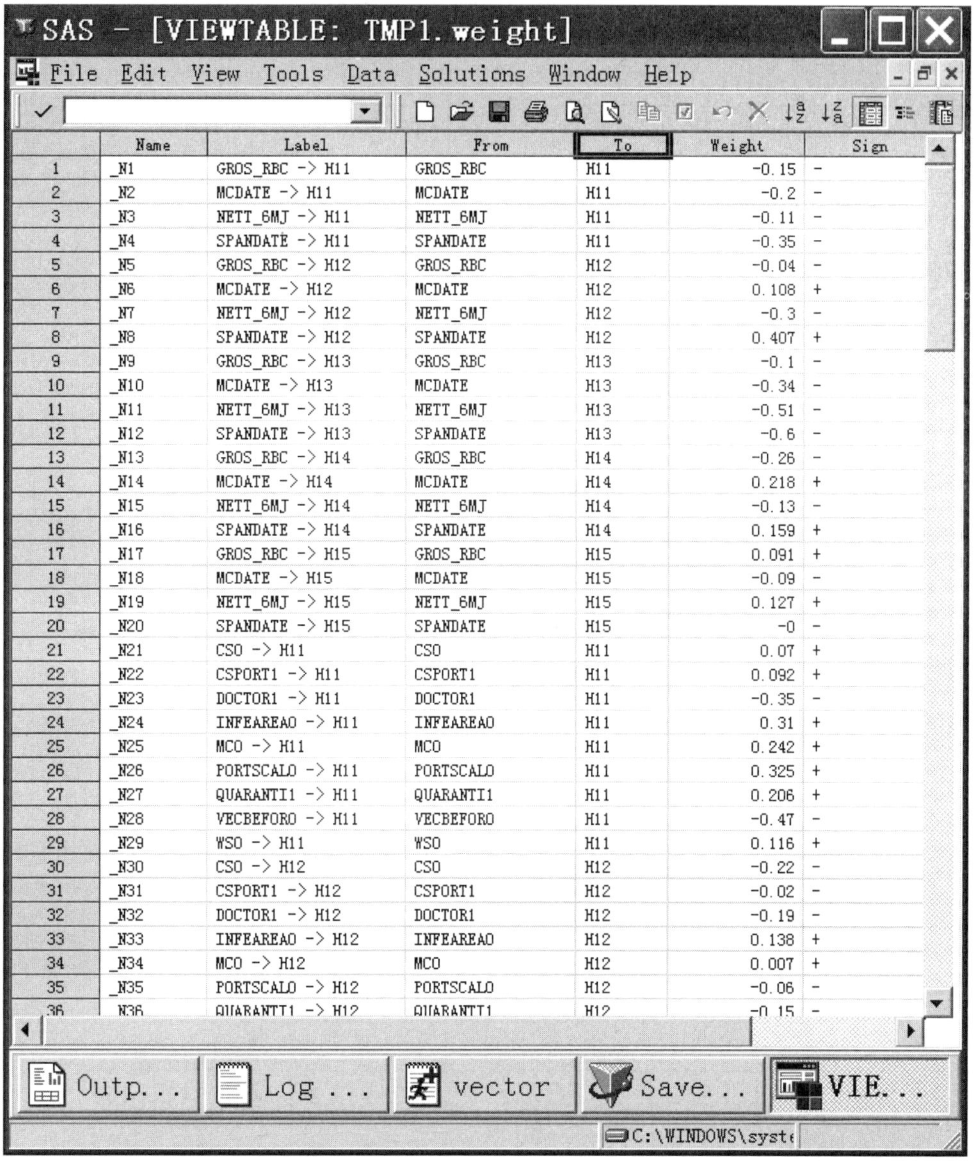

	Name	Label	From	To	Weight	Sign
1	_N1	GROS_RBC -> H11	GROS_RBC	H11	-0.15	-
2	_N2	MCDATE -> H11	MCDATE	H11	-0.2	-
3	_N3	NETT_6MJ -> H11	NETT_6MJ	H11	-0.11	-
4	_N4	SPANDATE -> H11	SPANDATE	H11	-0.35	-
5	_N5	GROS_RBC -> H12	GROS_RBC	H12	-0.04	-
6	_N6	MCDATE -> H12	MCDATE	H12	0.108	+
7	_N7	NETT_6MJ -> H12	NETT_6MJ	H12	-0.3	-
8	_N8	SPANDATE -> H12	SPANDATE	H12	0.407	+
9	_N9	GROS_RBC -> H13	GROS_RBC	H13	-0.1	-
10	_N10	MCDATE -> H13	MCDATE	H13	-0.34	-
11	_N11	NETT_6MJ -> H13	NETT_6MJ	H13	-0.51	-
12	_N12	SPANDATE -> H13	SPANDATE	H13	-0.6	-
13	_N13	GROS_RBC -> H14	GROS_RBC	H14	-0.26	-
14	_N14	MCDATE -> H14	MCDATE	H14	0.218	+
15	_N15	NETT_6MJ -> H14	NETT_6MJ	H14	-0.13	-
16	_N16	SPANDATE -> H14	SPANDATE	H14	0.159	+
17	_N17	GROS_RBC -> H15	GROS_RBC	H15	0.091	+
18	_N18	MCDATE -> H15	MCDATE	H15	-0.09	-
19	_N19	NETT_6MJ -> H15	NETT_6MJ	H15	0.127	+
20	_N20	SPANDATE -> H15	SPANDATE	H15	-0	-
21	_N21	CSO -> H11	CSO	H11	0.07	+
22	_N22	CSPORT1 -> H11	CSPORT1	H11	0.092	+
23	_N23	DOCTOR1 -> H11	DOCTOR1	H11	-0.35	-
24	_N24	INFEAREA0 -> H11	INFEAREA0	H11	0.31	+
25	_N25	MCO -> H11	MCO	H11	0.242	+
26	_N26	PORTSCAL0 -> H11	PORTSCAL0	H11	0.325	+
27	_N27	QUARANTI1 -> H11	QUARANTI1	H11	0.206	+
28	_N28	VECBEFOR0 -> H11	VECBEFOR0	H11	-0.47	-
29	_N29	WSO -> H11	WSO	H11	0.116	+
30	_N30	CSO -> H12	CSO	H12	-0.22	-
31	_N31	CSPORT1 -> H12	CSPORT1	H12	-0.02	-
32	_N32	DOCTOR1 -> H12	DOCTOR1	H12	-0.19	-
33	_N33	INFEAREA0 -> H12	INFEAREA0	H12	0.138	+
34	_N34	MCO -> H12	MCO	H12	0.007	+
35	_N35	PORTSCAL0 -> H12	PORTSCAL0	H12	-0.06	-
36	_N36	QUARANTI1 -> H12	QUARANTI1	H12	-0.15	-

图 4-66　输入、隐层和输出神经元间传递函数的权重系数

神经网络预测：确定了输入、隐层和输出神经元间传递函数的权重系数后，即将所需建立的神经网络模型固定下来了。将新的输入层数据导入该模型，即可经过神经网络运算，对输出层信息进行预测。表 4-3 为新入境的 30 艘国际航行船舶 18 个变量数据信息库，将表中数据信息导入 SAS/EM 模块，运行数据预测（Score）节点，即可获得对入境船舶是否携带外来医学媒介生物的预测结果，详见表 4-4。由表可见，通过神经网络模型预测船舶携带外来媒介情况与实际结果的符合率达到 83.8%，预测效果良好。

表 4-3　入境国际航行船舶 18 个变量数据信息库

序列号	总吨	净吨	船龄	到达季节	船型	沿途寄港	航行天数	货物种类	船员类型	除鼠证书	免除证书	签发港	签发天数	来自疫区	卫生证书	检疫医师	检疫方式	曾检出媒介
1	157098	99808	3	4	4	1	52	1	2	0	1	2	141	0	0	2	1	0
2	5404	1808	9	4	4	0	5	2	1	0	1	2	103	1	0	2	1	0
3	5404	1808	9	1	4	0	5	2	1	0	1	2	172	1	0	2	1	0
4	145227	85401	16	2	4	0	20	1	2	0	1	2	150	1	0	2	1	0
5	78443	46232	17	4	4	0	4	1	2	0	1	2	145	0	0	1	2	0
6	81324	51277	2	4	4	1	21	1	2	0	1	2	97	1	0	1	2	0
7	153407	85873	18	4	4	0	19	1	2	0	1	1	47	1	0	1	2	0
8	153506	90051	15	4	4	0	19	1	2	0	1	2	67	1	0	1	2	0
9	153429	71472	13	1	4	0	19	1	2	0	1	2	136	1	0	1	2	0
10	57450	29654	18	4	4	0	23	1	2	0	1	2	95	0	0	2	1	0
11	145227	85401	16	4	4	0	23	1	1	0	1	2	106	0	0	2	2	0
12	159463	96408	8	4	4	0	8	1	2	0	1	2	129	0	0	2	2	0
13	146848	82094	15	4	4	0	20	1	1	0	1	2	63	1	0	2	2	0
14	147007	79744	13	4	4	0	19	1	2	0	1	2	98	1	0	2	2	0
15	159456	95323	7	4	4	0	18	1	2	0	1	2	26	1	0	2	2	0
16	152740	97129	3	1	4	0	19	1	0	0	1	1	40	1	1	1	2	0
17	156916	98886	6	1	4	1	35	1	2	0	1	2	107	1	0	1	2	0
18	156914	98886	3	1	4	0	20	1	2	0	1	2	43	1	0	1	2	0
19	163465	110455	3	2	4	1	50	1	2	0	1	2	103	0	0	1	2	0
20	1972	1395	3	1	3	0	3	1	0	0	1	1	136	0	0	1	2	0
21	49279	24320	19	4	4	1	9	1	1	0	1	2	54	0	0	1	2	0
22	35375	17107	20	4	4	1	11	1	2	0	1	2	132	1	1	1	2	0
23	28844	12962	2	4	4	0	3	2	2	0	1	2	150	1	1	1	2	0
24	43153	22236	2	4	4	0	5	1	0	0	1	2	112	1	1	1	2	0
25	4206	1984	10	1	4	0	2	2	2	0	1	1	43	0	0	1	2	0
26	38548	17880	15	4	4	0	2	1	0	0	1	1	96	0	0	1	2	0
27	26481	11933	15	4	4	0	2	2	2	0	1	2	25	0	0	1	2	0
28	29211	11658	7	4	4	0	2	2	2	0	1	2	157	0	0	1	2	0
29	81324	51277	2	4	4	1	19	1	2	0	1	2	145	1	0	1	2	0
30	52787	29031	19	1	4	1	25	1	2	0	1	2	161	1	0	1	2	0

表 4 - 4　通过神经网络模型预测船舶携带外来媒介情况与实际结果的比较分析

序列号	预测值	实际值	预测效果	序列号	预测值	实际值	预测效果
1	0	0	√	16	0	0	√
2	0	0	√	17	0	0	√
3	1	0	×	18	0	0	√
4	0	0	√	19	0	0	√
5	0	1	×	20	1	1	√
6	0	0	√	21	0	0	√
7	0	0	√	22	0	0	√
8	0	0	√	23	0	0	√
9	0	0	√	24	0	0	√
10	0	1	×	25	1	1	√
11	0	0	√	26	0	0	√
12	0	0	√	27	0	0	√
13	0	0	√	28	0	0	√
14	0	0	√	29	0	0	√
15	0	1	×	30	0	0	×

第三节　决策树分析

一、概述

决策树（decision tree）是一种应用广泛的分类方法，一般都是自上而下来生成的。每项决策都可能引出两个或多个发展方向，最终导致不同的结果，把这种决策分支画成图形很像一棵树的枝干，故称决策树。

利用决策树形图进行决策分析的方法称为决策树分析法。当决策涉及多方案选择时，借助由若干节点和分支构成的树状图形，可形象地将各种可供选择的方案、可能出现的状态及其概率，以及各方案在不同状态下的条件结果值简明地绘制在一张图形上。决策树的优点在于系统地、连贯地考虑各方案之间的联系，整个决策分析过程直观易懂、清晰简洁。决策树分析法是进行风险型决策分析的重要方法之一。该方法将决策分析过程以图解的形式表达整个决策的层次、阶段及其相应决策依据，具有层次清晰、计算方便等特点，因而在决策风险分析中得到广泛的应用。

二、原理

决策树实质上是一种非线性判别分析方法，基本原理是通过自变量竞争分裂，递

101

归的将数据拆分成子集，以便每一个子集包含目标变量类似的状态，这些目标变量有可预测属性。每一次对树进行拆分，都要评价所有的输入属性对可预测属性的影响。当这个递归的过程结束时，决策树也就创建完了。利用决策树可以快速创建数据挖掘模型，并且创建的模型也很容易解释。每一条从根节点到叶节点的路径就是一条规则。基于决策树的预测也非常高效。对事例进行预测的过程是从根节点落到叶节点的路径，所选择的路径基于决策树中节点的拆分条件。当某一事件落到一个叶节点时，这个事件的预测值就是基于存储在节点的统计值。决策树的基本模型图详见图 4 - 67 所示。

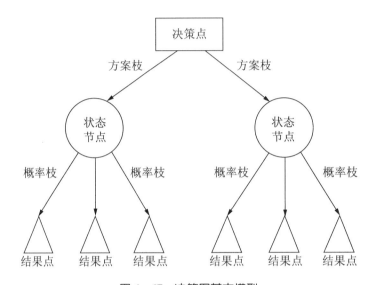

图 4 - 67　决策图基本模型

（1）决策点：是以方框表示的节点，一般的单决策树的决策点位于决策树的顶端，如果是多阶决策，则决策树图形的中间会有多个决策点方框，以决策树"根部"的决策点为最终决策方案。

（2）方案枝：由决策点起自上而下画出的若干条直线，每条直线表示一个备选方案。方案枝表示解决问题的途径，通常是两枝以上（含两枝）。

（3）状态节点：是决策分枝的终点，也是表示一个备选方案遇到的自然状态的起点。

（4）概率枝：从状态节点引出的若干条直线，每条直线代表一种自然状态及其可能出现的概率。

（5）结果点：列出不同方案在不同的自然状态及其概率条件下的收益或损失。

决策树模型构建主要通过输入端（数据库或称训练集），通过树分类算法，进行拟合运算，决策树生成算法包含两个操作步骤，第一步是树的生成，刚开始数据都在根节点，递归地进行数据分片；第二步是树的修剪，去除一些可能是噪音或异常的数据。流程图详见图 4 - 68 所示。

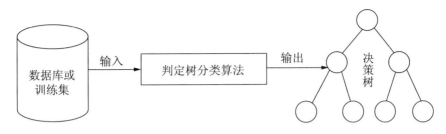

图 4-68 决策树模型构建流程图

三、主要 SAS 模块

应用 SAS/EM 模块进行决策树分析，主要涉及数据源输入（Input Data Source）、数据分割（Data partition）、变量转换（Transform Variables）、树节点（Tree）、观察节点（Insight）、数据预测（Score）等八个节点子模块，相互之间以箭头（→）关联，作为信息传递的途径与标识。

四、适用条件

因变量可以是连续型变量，也可以是分类变量。如果因变量是连续型变量，则生成的树为回归树，如果因变量是分类变量，则生成的树为分类树。应用该模型，对于缺失值的限制要求不高，因为该模型本身就具有处理缺失值的能力。

五、应用实例

以神经网络分析中展示的实例为例，该数据集中共有 18 个自变量，1 个因变量，共 850 个观测，因变量为是否从入境船舶中检出外来医学媒介生物（二分类变量：1＝检出媒介，0＝未检出媒介）。在该数据集中有 20% 的观测检出外来媒介生物。各变量及含义如图 4-69 所示。

Name	Model Role	Measurement	Type	Format	Info
ARRIVE	input	ordinal	num	BEST12.	12.
GROSSTON	input	interval	num	BEST12.	12.
NETTON	input	interval	num	BEST12.	12.
TYPE	input	ordinal	num	BEST12.	12.
PORTSCAL	input	binary	num	BEST12.	12.
SPANDATE	input	interval	num	BEST12.	12.
CARGO	input	ordinal	num	BEST12.	12.
CREW	input	ordinal	num	BEST12.	12.
CS	input	binary	num	BEST12.	12.
MC	input	binary	num	BEST12.	12.
CSPORT	input	binary	num	BEST12.	12.
MCDATE	input	interval	num	BEST12.	12.
INFEAREA	input	binary	num	BEST12.	12.
WS	input	binary	num	BEST12.	12.
DOCTOR	input	binary	num	BEST12.	12.
QUARANTI	input	binary	num	BEST12.	12.
VECBEFOR	input	binary	num	BEST12.	12.
AGE	input	interval	num	BEST12.	12.
IFVECTOR	target	binary	num	BEST12.	12.

图 4-69 决策树分析中导入变量及其特征

103

要求：以 850 个观测组成的数据集为依据，建立决策树模型，对测试数据集进行分类预测；通过变量的重要性分析，了解国际航行船舶携带外来医学媒介生物的风险因素。

六、SAS 实现

采用 SAS/EM 模块实现决策树风险建模及预测，建立的决策树分析路径如图 4－70 所示。

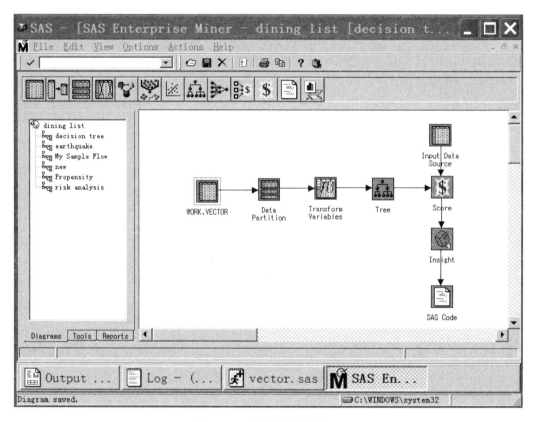

图 4－70　决策树分析路径图

（一）导入数据源

内容与方法参见本章第二节六（一）中所示。

（二）设置因变量特征

设置因变量特征（Target Profile）方法同本章第二节中的六（二）中所示。其中的先验概率设置修改为：在"Prior"（先验概率）列中分别填入 0.2 和 0.8，如图 4－71 所示：

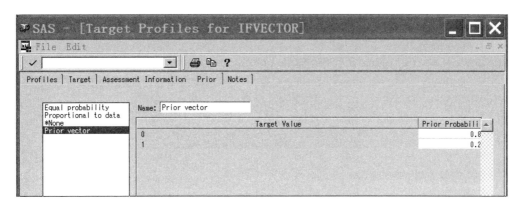

图 4-71　设置决策树分析的因变量特征

（三）数据分割

在数据分割节点中，将数据集拆分为训练数据集（占 60%）和验证数据集（占 40%），如图 4-72 所示。

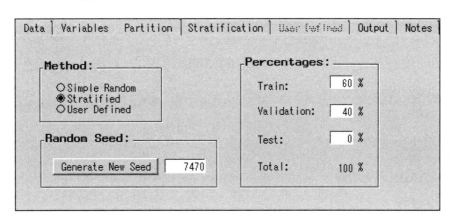

图 4-72　决策树分析的数据分割

点击 Generate New Seed 按钮，以设定初始值。训练集（Train Set）是训练数据并进行建模的数据集，验证数据集（Validation Set）用于优化或选择模型参数的数据集，测试集则用来评估所建立模型的有效性，评价其预测性能。要求此三个数据集相互之间保持独立性。

运行数据分割节点，即可把原始数据集分割成训练和验证数据集。结果如下，图 4-73展示训练集的数据界面，图 4-74 展示验证集的数据界面。

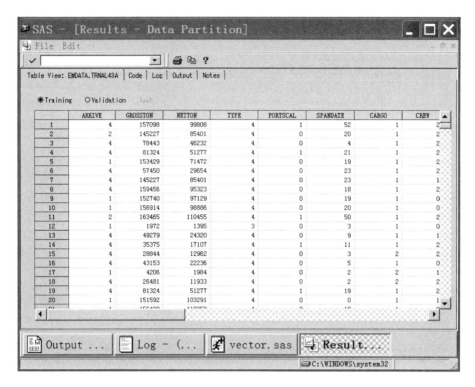

图 4-73　训练集的数据界面

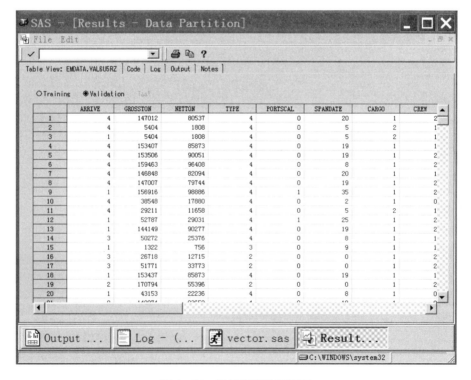

图 4-74　验证集的数据界面

点击 Code（代码）选项卡，出现图 4 - 75 所示的数据分割源代码，该源代码可直接在 SAS 编辑环境中运行。

```
00001        proc freq data=EMDATA.VIEW_IFA;
00002           format
00003             IFVECTOR BEST12.
00004        ;
00005        table
00006           IFVECTOR
00007         /out=EMPROJ._FRQEP2E(drop=percent);
00008        run;
00009        proc sort data=EMPROJ._FRQEP2E;
00010           by descending count;
00011        run;
00012           data EMPROJ._FRQFJ6U(keep=count);
00013             set EMPROJ._FRQEP2E;
00014             where (.01 * 60 * count) >= 3;
00015           run;
00016        %let seed = 7470;
00017        data
00018           EMDATA.TRNAL43A
00019           EMDATA.VAL6U5RZ
00020        ;
00021        drop _c00: ;
00022        ;
00023        set EMDATA.VIEW_IFA;
00024             length _Pformat1 $200;
00025             drop _Pformat1;
00026             _Pformat1 = trim(left(put(IFVECTOR,BEST12.)));
00027             if
00028               _Pformat1 = '0'
00029             then do;
00030               if ranuni(7470) < 0.6
00031                      and _c000001 < 408 then do;
00032                 _c000001 + 1;
00033                 output EMDATA.TRNAL43A;
00034               end;
00035               else
00036                 if _c000002 < 272 then do;
00037                   _c000002 + 1;
00038                   output EMDATA.VAL6U5RZ;
00039                 end;
00040                 else do;
00041                   _c000001 + 1;
00042                   output EMDATA.TRNAL43A;
00043                 end;
```

图 4 - 75　决策树分析的数据分割源代码

（四）变量转换

内容与方法参见本章第二节中的六（四）。

（五）决策树模型拟合

SAS/EM 实现决策树的工具是树节点（Tree），将该节点拖拽到工作区内，放置于变量转换节点（Transform Variables）图标后，并连接两个节点。打开树节点的配置对话框：

（1）点击 "Basic"（基本）选项卡，出现如图 4 - 76 所示。

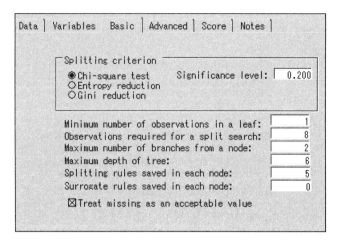

图 4 - 76 树节点（Tree）的基本选项

分裂准则（Splitting criterion）中共有三项规则，分别为："Chi-square test"（卡方检验，Significance level 显著性水平默认为 0.200），"Entropy reduction"（熵值减少），"Gini reduction"（基尼系数减少）。本例中因变量是二分类变量，故而建立的树是分类树；对应的，如果因变量是连续型变量时，生成的树则被称为回归树，其分裂准则为："F test"（F 检验）和 "Variance reduction"（方差减少）。

（2）点击 "Advanced"（高级）选项卡，出现如图 4 - 77 所示。

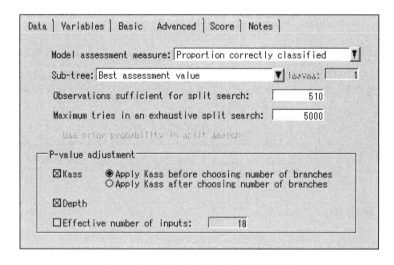

图 4 - 77 树节点（Tree）的高级选项

"Model assessment measure"（模型评价方式）：提供了六种选择树的标准，分别为 Automatic（自动）、Proportion correctly classified（正确分类比例）、Proportion of event in top10%（或 25%、50%）（事件比例在前 10%、25%、50%）、Total leaf impurity（Gini index）基尼系数。在本例中选择的模型评价方式是正确分类比例。

"Sub-tree"（子树）：是子树选择的标准。SAS/EM 在该选项中提供了三种标准，分别是"Best assessment value"（最佳评估值）、"The most leaves"（最多叶子）、"At most indicated number of leaves"（指定叶子数）。其中：

① "Best assessment value"（最佳评估值标准）要求选择最佳评估值对应的最小子树。如果有验证数据集，则计算验证集的最佳评估值来选择子树。

② "The most leaves"（最多叶子）：长成最多叶子的树。

③ "At most indicated number of leaves"（指定叶子数），当选择该项时，子树会选择最多包含 n 个叶子的树，可在后面的框内输入最多包含多少个叶子的数值。

P—value adjustment（P 值调整方法）：包含 Kass 法（Kass）和深度法（Depth）。

（3）点击"Score"（得分）选项卡，该选项卡包含两个界面，"Data"（数据）界面和"Variables"（变量）界面。"Data"（数据）界面是对数据集的基本描述，如图 4 - 78 所示。

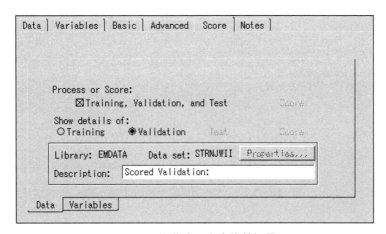

图 4 - 78　得分选项卡中的数据界面

"Variables"（变量）界面如图 4 - 79 所示。

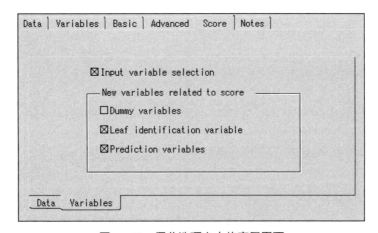

图 4 - 79　得分选项卡中的变量界面

该界面用来选择变量，选中的变量在下一节点建模时作为输入变量。当运行树节点（Tree）时，每个输入变量均计算其显著性水平，显著性水平大于 0.05 的输入变量被模型自动剔除，而显著性水平小于 0.05 的变量才会纳入模型，作为模型的组成因子。

（六）预测

1. 导入测试数据源

在工作区添加输入数据源节点，并打开配置对话框，点击"Select…"按钮，在"work"目录下找到"test"文件，在"Role"选项中选中"Score"，说明该数据集用于预测。详细配置如图 4 - 80 所示。

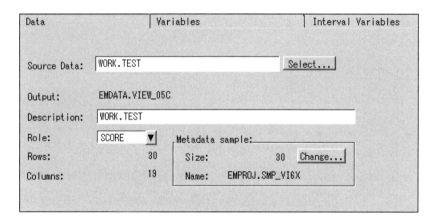

图 4 - 80　导入测试数据源的信息

2. 预测

SAS/EM 实现决策树预测的工具是得分节点（Score），将该节点拖拽到工作区内，放置于树节点和输入数据源节点图标之后，并连接该三个节点。打开得分节点的配置对话框：

（1）"Data"选项卡中的"Role"选项选中"Score"，如图 4 - 81 所示。

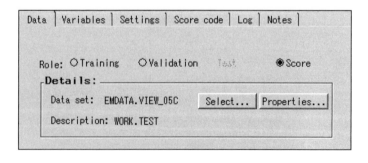

图 4 - 81　得分节点的数据选项卡设置

（2）在"Setting"选项卡中选中"Apply training data score code to score data set"，说明是应用训练数据集得分规则来预测新数据集，如图4-82所示。

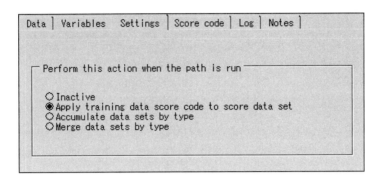

图4-82 设置新数据集预测的选项

（3）在"Score code"选项卡中左侧选中"Tree"所对应的规则，在右侧跳出相应的程序代码，如图4-83所示。

```
/ * START_PRECODE                              % DMNORMCP( _FORMAT, F_IFVECTOR );
proc format;                                   END;
value AGE_IR1_                                 * * * * * *ASSIGN OBSERVATION TO NODE * * * * *;
low - 9.5 = '01:low - 9.5'                     _FORMAT = PUT( VECBEFOR , BEST12. );
9.5 - 18 = '02:9.5 - 18'                       % DMNORMCP( _FORMAT, _FNORVAL);
18 - 26.5 = '03:18 - 26.5'                     IF _FNORVAL IN ('1' ) THEN DO;
26.5 - high = '04:26.5 - high'                 _NODE_ = 3;
;                                              P_IFVECTOR1 = 0.85714285714285;
;                                              P_IFVECTOR0 = 0.14285714285714;
END_PRECODE * /                                I_IFVECTOR = '1';
drop GROSSTON;                                 U_IFVECTOR = 1;
format GROS_1VV BEST12. ;                       _DECNUM = 1;
label GROS_1VV = 'GROSSTON: Maximize normali-  END;
ty';                                           ELSE DO;
GROS_1VV = log(GROSSTON);                       _FORMAT = PUT( ARRIVE , BEST12. );
drop NETTON;                                    % DMNORMCP( _FORMAT, _FNORVAL);
format NETT_9IP BEST12. ;                       IF _FNORVAL IN ('4' ) THEN DO;
label NETT_9IP = 'NETTON: Maximize normality'; _NODE_ = 5;
NETT_9IP = log(NETTON);                         P_IFVECTOR1 = 0.09139784946236;
drop AGE;                                       P_IFVECTOR0 = 0.90860215053763;
format AGE_IR1Q AGE_IR1_17. ;                   I_IFVECTOR = '0';
label AGE_IR1Q = 'Bucket(AGE)';                 U_IFVECTOR = 0;
AGE_IR1Q = AGE;                                 _DECNUM = 2;
* TOOL: Tree                                    END;
* TYPE: MODEL                                   ELSE DO;
```

图4-83 决策树运算的SAS程序代码

```
* NODE : Tree [T2B58LEB]
LENGTH _FNORVAL $ %DMNORLEN;
DROP _FNORVAL;
_FNORVAL = '';
/* Initialize to avoid warning. */
LENGTH _FORMAT $ 200;
DROP _FORMAT;
_FORMAT = '';
/* Initialize to avoid warning. */
DROP _DECNUM;
_DECNUM = 1;
****** LENGTHS OF NEW CHARACTER VARIABLES *
****;
LENGTH I_IFVECTOR $ 12;
LENGTH F_IFVECTOR $ 12;
LENGTH _WARN_ $ 4;
****** LABELS FOR NEW VARIABLES *****;
LABEL _NODE_ = 'Node Identification Number';
LABEL P_IFVECTOR1 = 'Predicted: IFVECTOR = 1';
LABEL P_IFVECTOR0 = 'Predicted: IFVECTOR = 0';
LABEL I_IFVECTOR = 'Into: IFVECTOR';
LABEL U_IFVECTOR = 'Unnormalized Into: IFVEC-
TOR';
LABEL F_IFVECTOR = 'From: IFVECTOR';
LABEL R_IFVECTOR1 = 'Residual: IFVECTOR = 1';
LABEL R_IFVECTOR0 = 'Residual: IFVECTOR = 0';
LABEL _WARN_ = 'Warnings';
*****FORMATS FOR NEW VARIABLES *****;
FORMAT _NODE_ 5.;
FORMAT P_IFVECTOR1 6.4;
FORMAT P_IFVECTOR0 6.4;
FORMAT I_IFVECTOR $CHAR12.;
FORMAT F_IFVECTOR $CHAR12.;
FORMAT R_IFVECTOR1 6.4;
FORMAT R_IFVECTOR0 6.4;
IF MISSING( IFVECTOR ) THEN F_IFVECTOR = '';
ELSE DO;
_FORMAT = PUT( IFVECTOR , BEST12.);

_FORMAT = PUT( CREW , BEST12.);
%DMNORMCP( _FORMAT, _FNORVAL);
IF _FNORVAL IN ('0') THEN DO;
IF NOT MISSING(GROS_1VV) AND
GROS_1VV < 6.91748940781983 THEN DO;
_NODE_ = 12;
P_IFVECTOR1 = 1;
P_IFVECTOR0 = 0;
I_IFVECTOR = '1';
U_IFVECTOR = 1;
_DECNUM = 1;
END;
ELSE DO;
_NODE_ = 13;
P_IFVECTOR1 = 0.28099173553719;
P_IFVECTOR0 = 0.71900826446281;
I_IFVECTOR = '0';
U_IFVECTOR = 0;
_DECNUM = 2;
END;
END;
ELSE DO;
_NODE_ = 9;
P_IFVECTOR1 = 0.17161716171617;
P_IFVECTOR0 = 0.82838283828382;
I_IFVECTOR = '0';
U_IFVECTOR = 0;
_DECNUM = 2;
END;
END;
END;
IF F_IFVECTOR NE '1'
AND F_IFVECTOR NE '0' THEN DO;
R_IFVECTOR1 = .;
R_IFVECTOR0 = .;
END;
ELSE DO;
R_IFVECTOR1 = - P_IFVECTOR1;
R_IFVECTOR0 = - P_IFVECTOR0;
SELECT( F_IFVECTOR );
WHEN( '1' ) R_IFVECTOR1 = R_IFVECTOR1 + 1;
WHEN( '0' ) R_IFVECTOR0 = R_IFVECTOR0 + 1;
END;
END;
```

图 4 - 83　决策树运算的 SAS 程序代码（续）

图 4 - 83 所示的 SAS 代码可直接在 SAS 编辑界面下运行。

（七）观察结果

1. 设置观察节点

SAS/EM 实现决策树观察结果的工具是观察节点（Insight），将该节点拖拽到工作区内，放置于打分节点图标之后，并连接两个节点。打开观察节点的配置对话框：

（1）在"Data 选项卡"中点击"Select…"按钮，可以看到训练、验证、测试数据集打分后都分别储存在相应的数据集中，其中有"TD"标志的是训练数据集打分的结果，有"VD"标志的是验证数据集打分的结果，有"SD"标志的是测试数据集打分的结果。选中有"SD"标志的数据集，在本例中为"EMDATA. SD _ KMJJ2"；

（2）在"Insight based on："对应的选项中选中"Entire data set"，说明是观察操作的数据集结果。对应的"Data set size"（数据集大小）中显示 30，说明有 30 个观测，详见图 4-84。

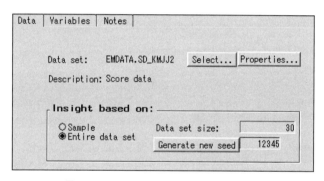

图 4-84　用于得分预测的数据集信息

2. 特殊输出设置

要获得特殊定义的输出结果，在 SAS/EM 中可以应用源代码节点（Sas Code）实现，将该节点拖拽到工作区内，放置于观察节点图标之后，并连接两个节点。打开源代码节点的配置对话框，在"Program"界面输入图 4-85 中的代码。

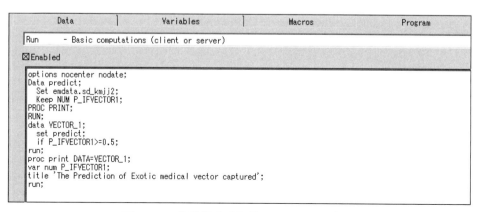

图 4-85　特殊输出设置的 SAS 代码及其使用

七、主要结果及解释

(一) 运行树节点

（1）显示树节点运行结果，点击"Model"（模型）选项卡，在"Basic"和"Advinced"两张子选项卡中分别显示该决策树的名称、创建时间、修改时间，以及分裂准则标准、模型评估方法等基本信息；具体结果详见图 4 - 86、图 4 - 87。

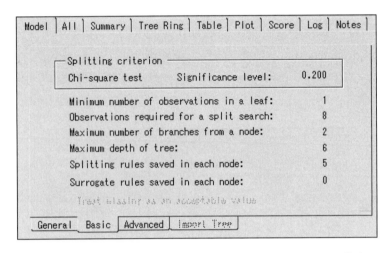

图 4 - 86　运行树节点后"**Model**"（模型）选项卡之"**Basic**"信息

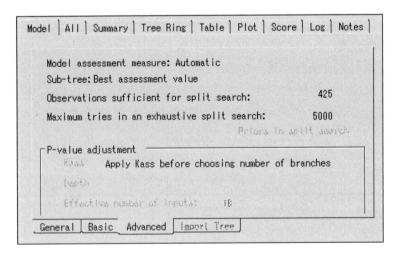

图 4 - 87　运行树节点后"**Model**"（模型）选项卡之"**Advinced**"信息

（2）点击"All"（全部）选项卡，显示四块区域的结果，是对树模型生成后结果的概要，图 4 - 88 所示。图中分别包含了"基本统计"、"树年轮图"、"叶数与分类正确率关系表"和"叶数与分类正确率关系图"。详细结果可通过点击后面的选项卡分别给出。

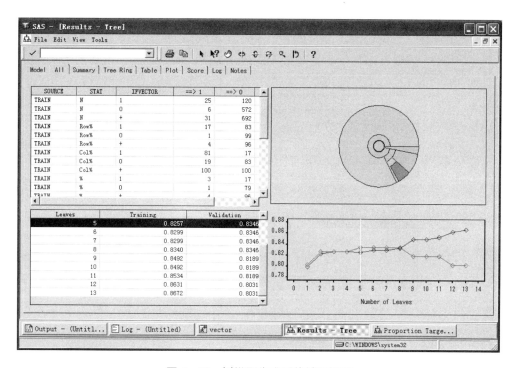

图 4 - 88 树模型生成后的结果概要

（3）点击"Summary"（概要）选项卡，给出"All"选项卡中左上角的混淆矩阵，其实质是训练数据集和验证数据集中的观测被分入对应因变量中的情况表。通过该矩阵可计算模型拟合的精度，详见图 4 - 89。

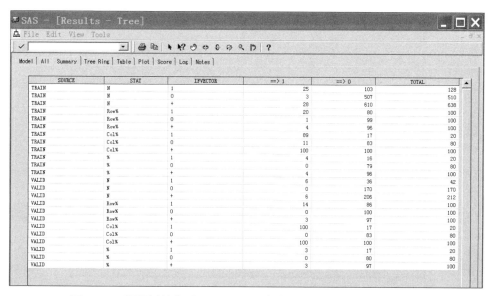

图 4 - 89 运行树节点后"Summary"（概要）选项卡给出的混淆矩阵

（4）点击"Tree Ring"（树年轮）选项卡，给出"All"选项卡中右上角的树年轮图。点击鼠标右键，在弹出菜单中选中"Define colors…"（定义颜色），在"Color tree ring by:"中选择"Proportion of a targe value"；由于因变量中"1"为小概率事件，故选择"1"作为因变量阳性值，设置最大构成比为"0.2"。设置情况如图 4-90 所示，结果如图 4-91 所示。

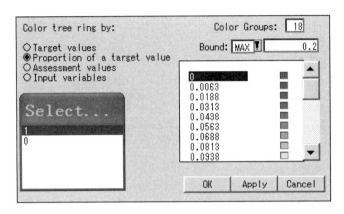

图 4-90　因变量颜色、比例设置

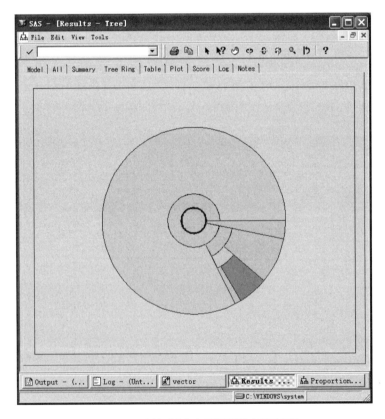

图 4-91　运行树节点后显示的树年轮图

如要查看绿色叶子对应的自变量在整个树模型中的分配情况，可选择工具栏中"View"→"Tree"，则跳出对应的树形图；再点击"View"→"Diagram－Node Types"选中"Leaves，variables，and variable values"。树形图如图4－92所示。树叶下对应的小框显示训练集与验证集所占的比例，三列中最左侧一列是因变量参数，中间一列是训练集对应的构成比和计数值，最右侧一列是验证集对应的构成比和计数值。

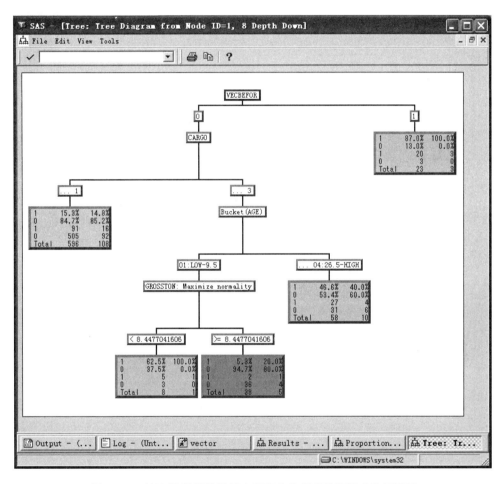

图4－92 出入境船舶携带外来有害生物截获数据拟合的树形图

树形图的每个节点分别显示了该分支的详细信息，颜色越深的节点，代表截获到外来有害生物的可能性就越大。

（5）点击"Table"（表格）选项卡，给出"All"选项卡中左下角的叶数与分类正确率关系表。在该表中显示训练集与验证集随着树的叶子数变化，该树模型分类的准确率变化情况。由表可见，在5片叶子的时候，验证集的误判率首次不再下降，故可以选择5片叶子作为最后的树模型，并生成相应的规则，详细结果见图4－93所示。

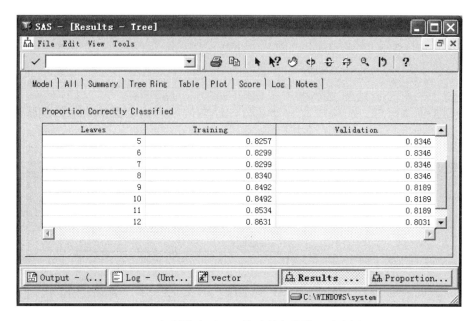

图 4-93　运行树节点后显示的叶数与分类正确率关系表

可通过菜单栏"File"→"Save rules…"方式将该分类规则导出到任意位置，导出的规则被存储为".txt"文件。这些布尔规则可在 SAS 编辑界面直接运行，用来对新的数据集进行评分（Score）。本例中导出的规则如图 4-94 所示。

```
IF   VECBEFOR   EQUALS 1
THEN
   NODE   :   3
   N      :   21
   1      :   85.7 %
   0      :   14.3 %
IF   ARRIVE   EQUALS 4
AND VECBEFOR   EQUALS 0
THEN
   NODE   :   5
   N      :   186
   1      :   9.1 %
   0      :   90.9 %
IF   CREW   IS ONE OF: 1 2
AND ARRIVE   IS ONE OF: 1 2 3
AND VECBEFOR   EQUALS 0
THEN
   NODE   :   9
   N      :   303
   1      :   17.2 %
   0      :   82.8 %
```

```
IF   GROSSTON: Maximize normality<6.9174894078

AND CREW   EQUALS 0
AND ARRIVE   IS ONE OF: 1 2 3
AND VECBEFOR   EQUALS 0
THEN
   NODE   :   12
   N      :   7
   1      :   100.0 %
   0      :   0.0 %


IF   6.9174894078< = GROSSTON: Maximize normality

AND CREW   EQUALS 0
AND ARRIVE   IS ONE OF: 1 2 3
AND VECBEFOR   EQUALS 0
THEN
   NODE   :   13
   N      :   121
   1      :   28.1 %
   0      :   71.9 %
```

图 4-94　决策树模型导出的布尔规则

(6)点击"Plot"(图形)选项卡,给出"All"选项卡中右下角的叶数与分类正确率关系图。蓝色线条为训练集拟合的关系图,红色线条为验证集拟合的关系图。由图4-95中可见,在5片叶子的时候,验证集拟合的正确率不再提升;到8片叶子的时候,验证集拟合的正确率开始下降。从图中也可直接得出选择5片叶子的结果。

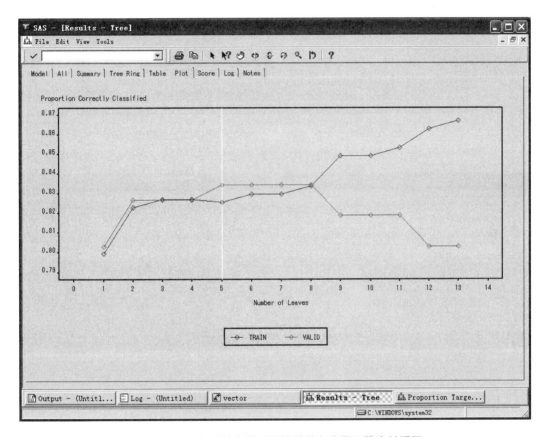

图4-95 运行树节点后显示的叶数与分类正确率关系图

(7)点击"Score"(评分)选项卡:

①点击"Data"子选项卡,跳出图4-96所示的界面,在该界面中显示评分存储的目录、数据集名等基本信息;

②点击"Variable Selection"子选项卡,给出自变量重要性(Importance)的计算结果。自变量的重要性按降序排列,重要性小于0.05的自变量被自动剔除出树模型。各自变量重要性计算结果如图4-97所示。本例中货物类型(CARGO)、曾检出媒介生物(VECBEFOR)、船龄(四分类转换为新变量:AGE_IR1Q)、总吨位(对数转换为新变量:GROS_1VV)四个自变量纳入树模型,其余自变量均被剔除出模型。

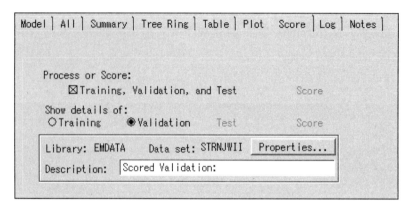

图 4 - 96 "Score"(评分)选项卡的"Data"子选项卡信息

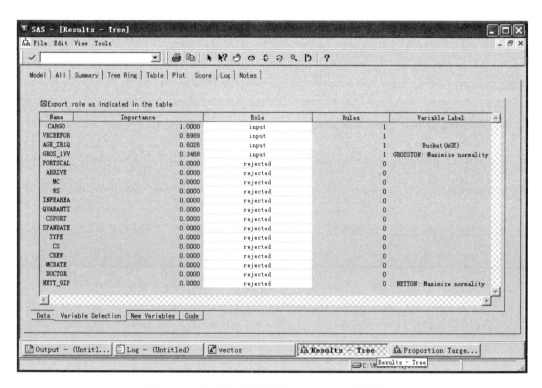

图 4 - 97 各自变量重要性(Importance)计算结果

③点击"Code"子选项卡,给出树模型生成的规则,如图 4 - 98 所示。

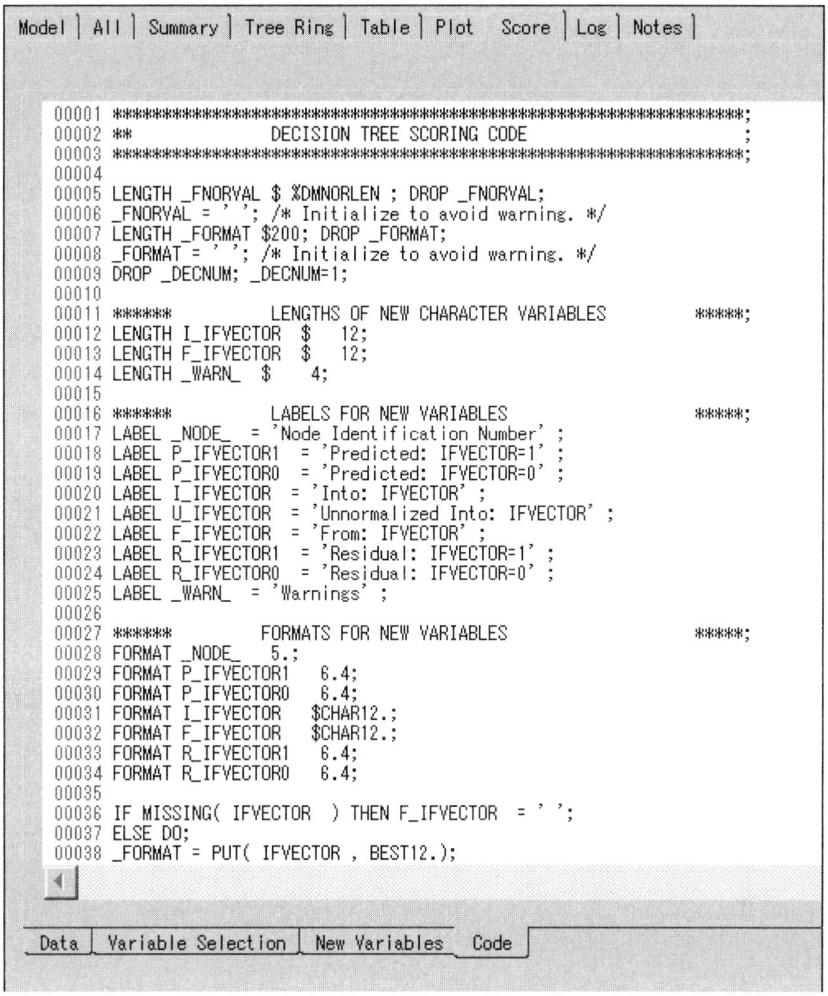

```
Model | All | Summary | Tree Ring | Table | Plot | Score | Log | Notes |

00001 ****************************************************************;
00002 **                DECISION TREE SCORING CODE                  ;
00003 ****************************************************************;
00004
00005 LENGTH _FNORVAL $ %DMNORLEN ; DROP _FNORVAL;
00006 _FNORVAL = ' '; /* Initialize to avoid warning. */
00007 LENGTH _FORMAT $200; DROP _FORMAT;
00008 _FORMAT = ' '; /* Initialize to avoid warning. */
00009 DROP _DECNUM; _DECNUM=1;
00010
00011 ******      LENGTHS OF NEW CHARACTER VARIABLES        *****;
00012 LENGTH I_IFVECTOR  $   12;
00013 LENGTH F_IFVECTOR  $   12;
00014 LENGTH _WARN_      $    4;
00015
00016 ******           LABELS FOR NEW VARIABLES             *****;
00017 LABEL _NODE_ = 'Node Identification Number' ;
00018 LABEL P_IFVECTOR1 = 'Predicted: IFVECTOR=1' ;
00019 LABEL P_IFVECTOR0 = 'Predicted: IFVECTOR=0' ;
00020 LABEL I_IFVECTOR  = 'Into: IFVECTOR' ;
00021 LABEL U_IFVECTOR  = 'Unnormalized Into: IFVECTOR' ;
00022 LABEL F_IFVECTOR  = 'From: IFVECTOR' ;
00023 LABEL R_IFVECTOR1 = 'Residual: IFVECTOR=1' ;
00024 LABEL R_IFVECTOR0 = 'Residual: IFVECTOR=0' ;
00025 LABEL _WARN_ = 'Warnings' ;
00026
00027 ******           FORMATS FOR NEW VARIABLES            *****;
00028 FORMAT _NODE_     5.;
00029 FORMAT P_IFVECTOR1   6.4;
00030 FORMAT P_IFVECTOR0   6.4;
00031 FORMAT I_IFVECTOR    $CHAR12.;
00032 FORMAT F_IFVECTOR    $CHAR12.;
00033 FORMAT R_IFVECTOR1   6.4;
00034 FORMAT R_IFVECTOR0   6.4;
00035
00036 IF MISSING( IFVECTOR ) THEN F_IFVECTOR = ' ';
00037 ELSE DO;
00038 _FORMAT = PUT( IFVECTOR , BEST12.);

Data | Variable Selection | New Variables | Code
```

图 4-98 决策树生成的规则

该生成的规则还可导出到任意位置,选择"File"→"Save as…",存储为"*.sas"文件,详细规则见图 4-99 所示。

```
LENGTH _FNORVAL $ % DMNORLEN ;       P_IFVECTOR0 = 0.90860215053763;
DROP _FNORVAL;                        I_IFVECTOR   = '0';
_FNORVAL = ' ';                       U_IFVECTOR =    0;
LENGTH _FORMAT MYM200; DROP _FORMAT;  _DECNUM = 2;
_FORMAT = ' ';                        END;
DROP _DECNUM; _DECNUM = 1;           ELSE DO;
LENGTH I_IFVECTOR  $   12;            _FORMAT = PUT( CREW , BEST12. ); % DMNORMCP
LENGTH F_IFVECTOR  $   12;         ( _FORMAT, _FNORVAL);
```

图 4-99 决策树生成的规则

121

```
LENGTH _WARN_   $      4;
LABEL _NODE_   = 'Node Identification Number';
LABEL P_IFVECTOR1 = 'Predicted: IFVECTOR = 1';
LABEL P_IFVECTOR0 = 'Predicted: IFVECTOR = 0';
LABEL I_IFVECTOR  = 'Into: IFVECTOR';
LABEL U_IFVECTOR  = 'Unnormalized Into: IF-
VECTOR';
LABEL F_IFVECTOR  = 'From: IFVECTOR';
LABEL R_IFVECTOR1  = 'Residual: IFVECTOR =
1';
LABEL R_IFVECTOR0  = 'Residual: IFVECTOR =
0';
LABEL _WARN_    = 'Warnings';
FORMAT _NODE_    5.;
FORMAT P_IFVECTOR1   6.4;
FORMAT P_IFVECTOR0   6.4;
FORMAT I_IFVECTOR   $ CHAR12.;
FORMAT F_IFVECTOR   $ CHAR12.;
FORMAT R_IFVECTOR1   6.4;
FORMAT R_IFVECTOR0   6.4;
IF MISSING( IFVECTOR  ) THEN F_IFVECTOR  =
'';
ELSE DO;
_FORMAT = PUT( IFVECTOR , BEST12.);
%DMNORMCP( _FORMAT, F_IFVECTOR );
END;
_FORMAT = PUT( VECBEFOR , BEST12.); %DMNORMCP
( _FORMAT, _FNORVAL);
IF _FNORVAL IN ('1') THEN DO;
   _NODE_   =          3;
   P_IFVECTOR1   =      0.85714285714285;
   P_IFVECTOR0   =      0.14285714285714;
   I_IFVECTOR   = '1';
   U_IFVECTOR   =          1;
   _DECNUM = 1;
   END;
ELSE DO;
   _FORMAT = PUT( ARRIVE , BEST12.); %DMNORMCP
( _FORMAT, _FNORVAL);
   IF _FNORVAL IN ('4') THEN DO;
_NODE_   =          5;
     P_IFVECTOR1 = 0.09139784946236;
```

```
IF _FNORVAL  IN ('0') THEN DO;
   IF  NOT MISSING(GROS_1VV ) AND
     GROS_1VV<6.91748940781983 THEN DO;
     _NODE_  = 12;
     P_IFVECTOR1 = 1;
     P_IFVECTOR0 = 0;
     I_IFVECTOR  = '1';
     U_IFVECTOR = 1;
     _DECNUM = 1;
     END;
   ELSE DO;
     _NODE_  = 13;
     P_IFVECTOR1 = 0.28099173553719;
     P_IFVECTOR0 = 0.71900826446281;
     I_IFVECTOR  = '0';
     U_IFVECTOR =   0;
     _DECNUM = 2;
     END;
   END;
 ELSE DO;
   _NODE_  = 9;
   P_IFVECTOR1 = 0.17161716171617;
   P_IFVECTOR0 = 0.82838283828382;
   I_IFVECTOR  = '0';
   U_IFVECTOR =   0;
   _DECNUM = 2;
   END;
  END;
 END;
IF  F_IFVECTOR  NE '1'
AND F_IFVECTOR  NE '0'  THEN DO;
      R_IFVECTOR1  = .;
      R_IFVECTOR0  = .;
END;
ELSE DO;
      R_IFVECTOR1  =  - P_IFVECTOR1 ;
      R_IFVECTOR0  =  - P_IFVECTOR0 ;
      SELECT( F_IFVECTOR);
      WHEN( '1')R_IFVECTOR1 = R_IFVECTOR1 + 1;
      WHEN( '0')R_IFVECTOR0 = R_IFVECTOR0 + 1;
      END;
END;
```

图 4 - 99 决策树生成的规则（续）

（二）运行评分节点

运行评分节点（Score），对测试数据集评价的结果是以数据集形式存入，无法直接查看，需要通过查阅（Insight）节点来查看。

（三）运行查阅节点

可以获得对测试数据集进行测试后的结果，在该数据集中生成新的变量，带“P _”前缀的是为每个观测所计算的携带外来媒介（Value＝1）和未携带（Value＝0）的概率值，另外还有残差值等。详见图 4－100 所示。

29 / 30	Int ARRIVE	Int TYPE	Int PORTSCAL	Int SPANDATE	Int CARGO	Int CREW	Int CS	Int MC	Int CSPORT	Int MCDATE	Int INFEAREA	Int WC	Int DOCTOR	Int QUARANTI	Int VECBEFOR	Int GROS_1VV	Int NETT_9IP	AGE_IR1Q
1	4	4	1	52	1	2	0	1	2	141	0	0	2	1	0	11.964625093	11.511003619	01:low-9.5
2	4	4	0	5	2	1	0	1	2	103	1	0	2	1	0	8.5948946991	7.499976541	01:low-9.5
3	1	4	0	5	2	1	0	1	2	172	1	0	2	1	0	8.5948946991	7.499976541	01:low-9.5
4	2	4	0	20	1	2	0	1	2	150	1	0	2	1	0	11.886053314	11.355113089	02:9.5-18
5	4	4	0	4	1	2	0	1	2	145	0	0	1	2	0	11.270127525	10.741427478	02:9.5-18
6	4	4	1	21	1	2	0	1	2	97	1	0	1	2	0	11.306196455	10.844997588	01:low-9.5
7	4	4	0	19	1	1	0	1	1	47	1	0	1	2	0	11.940849799	11.36062474	02:9.5-18
8	4	4	0	19	1	2	0	1	2	67	1	0	1	2	0	11.941494933	11.408131455	02:9.5-18
9	1	4	0	19	1	2	0	1	2	136	1	0	1	2	0	11.940993198	11.177061044	02:9.5-18
10	4	4	0	23	1	2	0	1	2	95	1	0	2	2	0	10.958670283	10.297352303	02:9.5-18
11	4	4	0	23	1	1	0	1	2	106	0	0	2	2	0	11.886053314	11.355113089	02:9.5-18
12	4	4	0	8	1	2	0	1	2	129	0	0	2	2	0	11.979567199	11.476344465	01:low-9.5
13	4	4	0	20	1	1	0	1	2	63	1	0	2	2	0	11.897153317	11.315620211	02:9.5-18
14	4	4	0	19	1	2	0	1	2	98	1	0	2	2	0	11.898235484	11.286576783	02:9.5-18
15	4	4	0	18	1	2	0	1	2	26	1	0	1	2	0	11.979523301	11.465026404	01:low-9.5
16	1	4	0	19	1	0	0	1	1	40	1	1	1	2	0	11.936492408	11.483795271	01:low-9.5
17	1	4	1	35	1	2	0	1	2	107	1	0	1	2	0	11.963465909	11.50172295	01:low-9.5
18	1	4	0	20	1	0	0	1	2	43	1	0	1	2	0	11.963453164	11.50172295	01:low-9.5
19	2	4	1	50	1	2	0	1	2	103	0	0	1	2	0	12.004354179	11.612363477	01:low-9.5
20	1	3	0	3	1	0	0	1	1	136	0	0	1	2	0	7.5868035352	7.2406496943	01:low-9.5
21	4	4	0	9	1	1	0	1	2	54	0	0	1	2	0	10.805253306	10.099054336	03:18-26.5
22	4	4	1	11	1	2	0	1	2	132	1	1	1	2	0	10.473760635	9.7472430155	03:18-26.5
23	4	4	0	3	2	2	0	1	2	150	1	1	1	2	0	10.269657278	9.469777279	01:low-9.5
24	4	4	0	5	1	0	0	1	2	112	1	1	1	2	0	10.672507219	10.009467876	01:low-9.5
25	1	4	0	2	2	1	0	1	1	43	0	0	1	2	0	8.3442673563	7.5928702878	02:9.5-18
26	4	4	0	2	1	0	0	1	1	96	0	0	1	2	0	10.559659497	9.7914380487	02:9.5-18
27	4	4	0	2	2	2	0	1	2	25	0	0	1	2	0	10.184182774	9.3870629504	02:9.5-18
28	4	4	0	5	2	1	0	1	2	157	0	0	1	2	0	10.28230063	9.3637479186	01:low-9.5
29	4	4	1	19	1	2	0	1	2	145	1	0	1	2	0	11.306196455	10.844997588	01:low-9.5
30	1	4	1	25	1	2	0	1	2	161	1	0	1	2	0	10.874020227	10.276119504	03:18-26.5

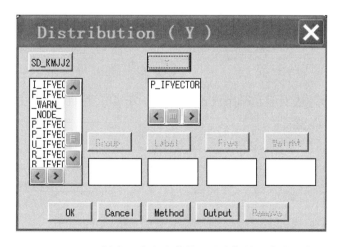

图 4－100 运行查阅节点后显示测试结果

点击“Analyze”→“Distribution（Y）”，将 F _ IFVECTOR1 作为“Y”，即获得外来媒介生物截获阳性的频数分布情况，操作见图 4－101 所示；频数分布图详见图 4－102。

图 4－101 显示外来媒介生物截获阳性的频数分布的操作图

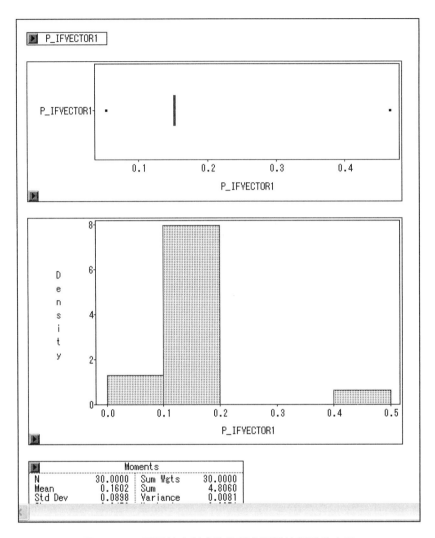

图 4-102　显示外来媒介生物截获阳性的频数分布图

（四）运行源代码节点

点击"Output"选项卡，跳出仅显示携带外来媒介生物可能性的预测结果（概率值），详见图 4-103 所示。

```
                          Log

The SAS System

Obs      num      P_IFVECTOR1

 1        1         0.1527
 2        2         0.0526
 3        3         0.0526
 4        4         0.1527
 5        5         0.1527
 6        6         0.1527
 7        7         0.1527
 8        8         0.1527
 9        9         0.1527
10       10         0.1527
11       11         0.1527
12       12         0.1527
13       13         0.1527
14       14         0.1527
15       15         0.1527
16       16         0.1527
17       17         0.1527
18       18         0.1527
19       19         0.1527
20       20         0.1527
21       21         0.1527
22       22         0.1527
23       23         0.0526
24       24         0.1527
25       25         0.4655
26       26         0.1527
27       27         0.4655
28       28         0.0526
29       29         0.1527
30       30         0.1527
*** END OF FILE ***
```

图 4 - 103　携带外来媒介生物可能性的预测结果

第五章 空间分析技术及 SAS 实现

第一节 地理信息系统分析

一、概述

地理信息系统（Geographical Information System，GIS）的应用和发展是随着当代地理学与现代信息学的高速发展和相互融合而发展起来的。地理学的发展与人类生产生活中的技术进步密不可分。全球范围内的地理大发现，以及地理制图技术的革新，使得地理学作为一门学科不断焕发出新的生机。而现代科学方法——系统论、信息论、控制论的形成与计算机技术、空间技术以及自动化技术的应用，又为地理学的发展展示出更加广阔的前景。地理信息系统就是以上这些先进技术的高度融合体。一方面，地理信息系统是一门学科，是描述、存储、分析和输出空间信息的理论和方法的一门新兴的交叉学科；另一方面，地理信息系统又是一个技术系统，是以地理空间数据库为基础，采用地理模型分析方法，适时提供多种空间和动态的地理信息，为地理研究和地理决策服务的计算机技术系统。随着这门学科的不断成熟，它的应用面也正在逐步扩大。目前，地理信息系统在地形制图、专题制图、市政工程、土壤科学、测量与航测、城乡规划、公用事业网、遥感与图像分析、生物医学以及军事领域等均有应用，并在某些领域正在发挥着巨大的推动作用，产生着庞大的社会应用价值。

二、原理

正是基于地理信息系统可以实现地理空间数据和属性数据的完美融合这一原理，国境卫生检疫领域在应用地理信息系统这一学科过程中，可以传染病原始基础数据为依据，利用计算机技术和先进成熟的地理信息系统平台，融合统计学、经济学等多学科分析，将数据及其空间位置相联系，建立综合空间数据库，实现数据的可视化，即可以将传染病统计数据与地理空间数据紧密结合，以全新的方式来管理和利用这些数据，挖掘数据的潜力，提高数据的利用价值，充分发挥其传染病控制等决策支持功能。将统计信息与地理信息结合，不但可以对特征对象提供地理信息查询，并可以对它们按地理空间分布进行统计分析，这样就可以使决策者从更高的角度全面、直观地审视整体发展的态势，提高统揽全局的决策能力，从而使传染病控制的决策更加信息化、科学化，提高决策的能力。

三、主要 SAS 模块

SAS/GIS 软件可用于分析具有空间属性的数据，这些数据跟地理空间相互关联。SAS/GIS 软件数据属性，主要应用两种基本属性的数据：

（一）空间数据

包含坐标和识别信息，用于描述街道、河流和铁路等地图特征。

空间数据一般储存于 SAS/GIS 软件数据库中，包含 SAS 数据集和 SAS 分类条目。最基本的创建 SAS/GIS 空间数据库的方法是应用其输入工具、批处理或者交互模式。当然，也可以用 GIS 过程步来创建、修改和管理空间数据库中的分类条目。

空间数据特征由层进行管理。每一层均代表地图上相同特征的集合。地图的不同地理特性，如政治边界、道路、铁路、水路等均根据其不同空间属性分别归于不同的层。而部分特征可同时在多个层出现。例如，一条街道既可以按邮政编码分界，也可以按城市边界线。这样，街道可以出现在三个层，一层包含街道，第二层包含邮政编码界，第三层包含城市边界。

GIS 地图中有三种层，点、线和区域。例如，所有代表公园位置的点均归于点层，所有代表街道的线均归于线层，所有代表人口普查的区域均归于区域层。当不同层叠加起来，就形成一个地图（图 5-1）。

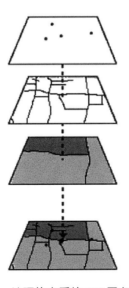

图 5-1 地理信息系统 GIS 层次示意图

两种方式展示层，静态和主题式。如以静态形式展示层，那么就是用相同的图形特征（颜色、线条、宽度等）展示。例如，街道层是用相同的颜色和线条来展示所有的街道。如用主题式展示层，那么就是用不同的图形特征来区分层中的不同特征。

（二）属性数据

包含分析和展示的传染病信息，这些信息要求是具有空间属性。如不同国家的黄热病发病人数，或外来医学媒介生物的监测信息等。

属性数据提供要分析的数据信息，而空间数据提供分析的关联。例如，空间数据提供地图的边缘线，而属性数据提供的传染病信息用于对地图上不同区域上色。

在 GIS 软件中，属性数据应储存在 SAS 数据集或者是 SAS 浏览器中。SAS 浏览器可以其他格式浏览数据源。当属性数据可用，即可将其与空间数据链接，用于标记、分析或者主题化。

定义属性数据操作主要有：

（1）展示属性数据集中的观测值。

（2）打开其他与选中地图特征相关的地图。

（3）展示与选中地图特征相关的图片。

（4）交互式地划分属性数据集。

（5）提交 SAS 程序。

（6）发布 SAS 命令。

（7）发布主机命令。

（8）展示或者编辑信息。

四、适用条件

很多数据均有空间属性，如人口学数据、市场调查、客户地址和流行病学研究数据等。对于国境卫生检疫领域中积累的数据信息，如医学媒介生物截获数据、输入性传染病检出数据等，均属于此类信息，都可应用 SAS/GIS 模块，并结合地理位置进行数据分析。当然要分析此类数据，也可以以表格形式浏览数据。但是如果结合地理空间信息来浏览这些信息，则更为简单、高效。因为我们通过应用 GIS 更容易看出其中的关联性和趋势性。

五、应用实例

以全国质检系统外来医学媒介生物截获地理信息系统构建为例，分析说明实现步骤和过程。

（一）系统设计过程

从业务流程分析入手，结合 SAS/GIS 软件，制定系统的整体应用架构，确定系统的技术架构和系统功能，然后运用 SAS/GIS 软件原理及工具分析设计全国质检系统外来医学媒介生物截获地理信息系统。主要过程如下：

1. 业务流程分析

出入境检验检疫机构对于外来医学媒介生物监管的主要职能是在国境口岸上对出入境交通工具（航空器、船舶）、集装箱、货物、行李、邮包等进行监测及风险评估，一旦截获外来有害生物，立即实施消毒、杀虫、灭鼠等卫生处理，防止传染病病原体通过外来媒介生物传入传出我国国境。这其中，为有效加强对全国质检系统外来医学媒介生物截获工作，不断提升国境口岸监督管理绩效，一方面需加强对质检系统截获全球各国外来医学媒介生物的风险评估与分析，标注出不同风险等级的区域；另一方面也要提高对各外来有害生物监测部门的绩效管理。质检系统在日常卫生检疫过程中，每年均截获大量外来医学媒介生物，积累了大量的外来媒介数据信息。亟需通过直观、形象的方式手段将这些关键数据信息展示出来，为开展外来医学媒介生物的口岸防控提供决策支持。

2. 地理信息系统应用分析

该系统在实现上可分为空间数据管理层和属性数据管理层两个层次，如图 5－2 所示。数据管理层主要完成各类地图数据的加载（导入、数据合并、数据清洗、存储）、导出和数据资源管理，包括外源性数据库文件自动打开子模块，提供 ARC/IN-FO、DLG、DXF、MapInfo 等格式数据库文件的导入功能，可完成对世界地图、洲域地图、国家地图，甚至细化到某一个省、市、县、镇和村的地图矢量信息导入。属性数据管理层为地理信息系统的核心模块，主要包括四大功能：（1）对外来鼠、蚊、蝇、蜚蠊、蜱、螨、蚤等八种医学媒介生物及其携带病原体监测信息的加载、更新、导出等数据管理；（2）链接空间及属性监测数据功能；（3）自动绘制八种外来医学媒介生物的全国截获分布地图；（4）各类绘制地理信息地图的管理（如根据最新数据信息更新、切换、存储和导出地图）。两个功能层次之间，从上到下逐层调用，从而完成各项功能。

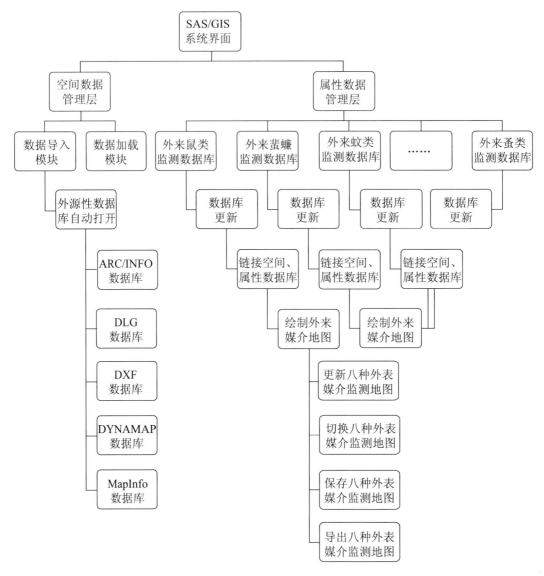

图 5－2　全国口岸外来医学媒介生物监测地理信息系统（GEMV＿GIS）框架结构图

（二）系统要求

在物理部署上，考虑到 SAS/GIS 软件本身运行环境要求较高大；外来医学媒介生物截获信息的数据量非常庞大，且需对海量的数据进行实时分析，故而要求配备数据处理能力和容量要求均非常高的计算机才能胜任。

六、SAS 实现

要实现以上全部功能模块所需的 SAS 程序代码篇幅庞大，故而仅以其中的部分功能模块举例说明程序开发过程。在空间数据管理层中，数据加载模块以加载 EXCEL 数据库文件为例，说明数据导入、合并、存储等功能代码。表 5-1、表 5-2 中所列代码可实现自动打开外部 EXCEL 数据库文件，将 EXCEL 数据库中的变量信息导入到 SAS 数据库，自动关闭外源性 EXCEL 文件等功能。ARC/INFO、DLG、DXF、MapInfo 等格式数据库文件加载模块的开发可参考表中代码实现。表 5-3 为需要加载的全国口岸外来医学媒介生物监测地理信息系统空间数据信息。

表 5-1 实现自动打开 EXCEL 数据库文件的 SAS 程序代码

行号	语 句	行号	语 句
01	options nodate nonumber noxwait noxsync;	06	options xsync;
02	x ´"D:\Program Files\Microsoft Office\OFFICE11\excel.exe"´;	07	data _null_;
03	data _null_;	08	file comma1;
04	x = sleep(15);	09	put´[close("Book1")]´;
05	filename comma1 dde´excel|system´;	10-11	put´´[open ("C:\vector\vector.xls")]´; run;

表 5-2 将 EXCEL 数据库中的某一个变量导入到 SAS 数据库的程序代码

行号	语 句	行号	语 句
01	filename a dde "excel|[vector.xls] sheet1! r2c1:r10000c2";	04	length no $ 15;
02	data vector_1;	05	input no X Y;
03	infile a notab dlm = ´09´x missover;	06	run;

注：为节约篇幅，仅以导入"X、Y 坐标"变量为例，举例说明变量导入的 SAS 程序代码，省略了其余变量的导入代码。

表 5-3 全国口岸外来医学媒介生物监测地理信息系统的空间数据信息

编号	X 轴坐标	Y 轴坐标
1	7525.50	887.37
1	7525.77	888.57
1	7526.22	889.67
1	7526.66	890.77
1	7526.99	891.99
1	7527.26	893.25

编号	X 轴坐标	Y 轴坐标
1	7527.11	894.66
1	7526.91	896.00
1	7526.62	897.27
1	7526.27	898.54
1	7526.02	899.19
⋮	⋮	⋮
36	9190.25	−575.50
注 1：编号中的每一个值均对应于某个省名； 注 2：数据库共有 193033 条数据，以两维坐标方式标识出每个省的边界投影位点。			

属性数据管理层首先需加载数据，表 5-4 为全国口岸外来医学媒介生物监测地理信息系统的属性数据信息，内含 2010 年全国各口岸监测到的外来鼠、蚊、蝇、蠓蠓、蚤、蜱、螨、蠓等医学媒介生物的数据信息。

表 5-4　全国口岸外来医学媒介生物监测地理信息系统的属性数据信息

省名	编号	鼠类（只）	蚊类（只）	蝇类（只）	蠓蠓类（只）	蚤类（只）	蜱类（只）	螨类（只）	蠓类（只）
安徽	1	0	2	6	0	0	0	0	0
北京	2	52	2735	2636	732	0	0	0	0
福建	7	1050	59621	3285088	14279	89	14	113	3367
甘肃	15	0	0	0	0	0	0	0	0
广东	30	193	15527	653172	57097	63	809	3457	2
广西	16	1962	1268	1324	11216	6	0	0	0
贵州	18	0	0	0	0	0	0	0	0
海南	31	1	67	0	730	0	0	0	0
河北	10	0	0	0	2250	770	0	0	0
黑龙江	8	0	0	0	0	0	0	0	0
河南	9	0	0	0	0	0	0	0	0
湖北	12	1	0	0	0	0	0	0	0
湖南	11	0	38	2443	1	0	1	0	0
云南	29	0	0	0	0	0	0	0	0
⋮	⋮	⋮	⋮	⋮	⋮	⋮	⋮	⋮	⋮
浙江	2	403	116	43630	234169	0	96	1	0

空间数据与属性数据的合并 SAS 程序代码参见表 5-5。以全国口岸外来鼠类和蜚蠊监测地理信息系统构建为例，说明全国口岸外来医学媒介生物监测地理信息系统的 SAS/GIS 软件的操作和应用，图 5-3 至图 5-14 为对应的部分操作步骤，SAS 程序代码参见表 5-5。其他外来医学媒介生物监测的地理信息系统的开发可参考以上步骤、操作及程序代码实现。

表 5-5 将空间数据与属性数据合并的 SAS 程序代码

行号	语 句	行号	语 句
01	data vector;	09	DATA map;
02	input id rat mosquito fly cockroach flea tick mite midge;	10	SET MAPS. china;
03	cards;	11	PROC SORT DATA = map;
04	1 0 2 6 0 0 0 0	12	BY ID;
05	……………	13	DATA GIS;
06	2 403 116 43630 234169 0 96 1 0;	14	MERGE vector map;
07	PROC SORT DATA = vector;	15	BY ID;
08	BY ID;	16	RUN;

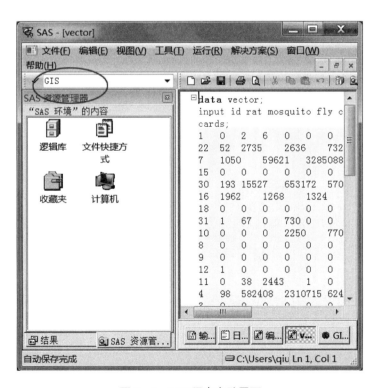

图 5-3 SAS 程序启动界面

　　在图 5‑3 左上角圆圈位置输入"GIS"命令行。跳出图 5‑4 所示页面。在页面右侧区域空白处单击鼠标右键，选中"导入（I）…"，跳出图 5‑5 所示页面。

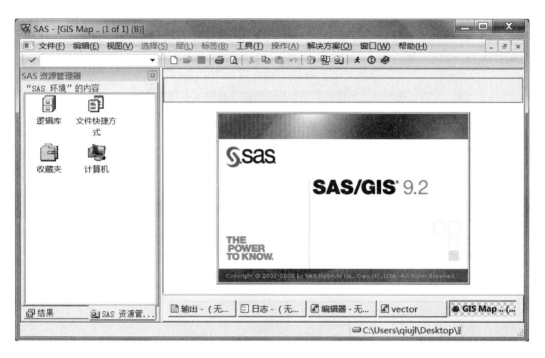

图 5‑4　SAS 程序 GIS 模块启动界面

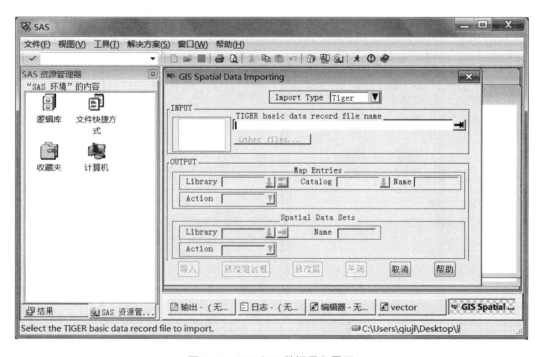

图 5‑5　SAS/GIS 数据导入界面

按照图 5-6 所示，选择相关参数后，单击"导入"按钮，并选择"关闭"。

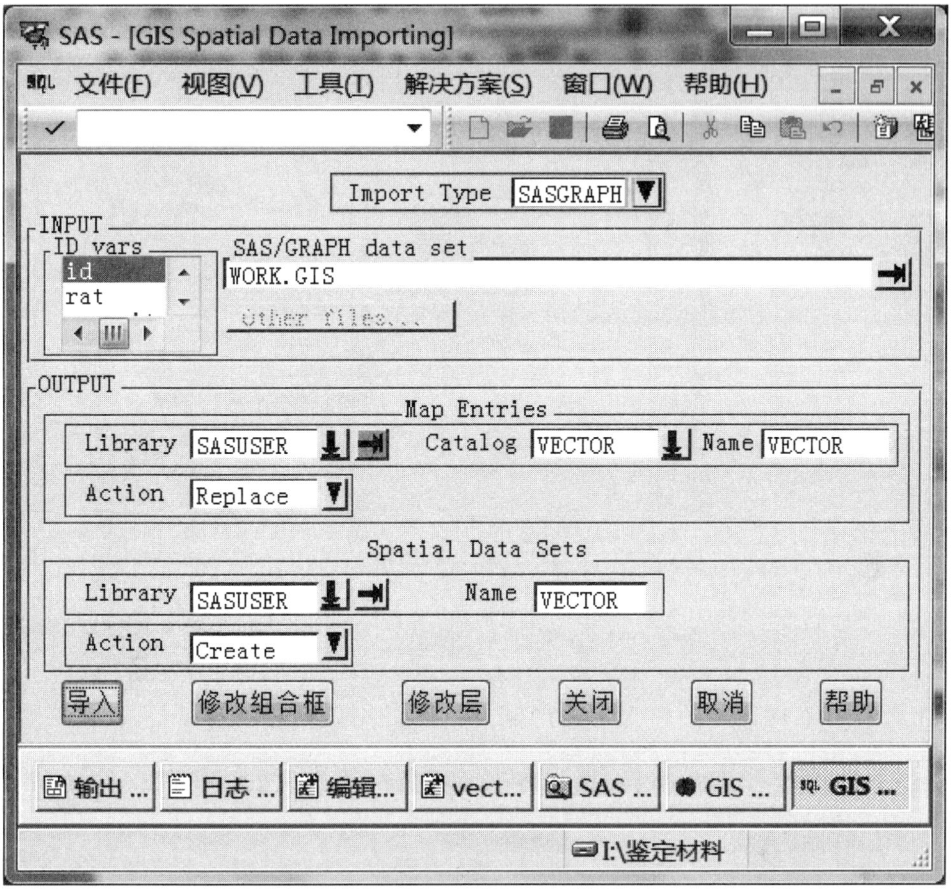

图 5-6 地理信息系统绘制过程界面图

表 5-6 全国口岸外来媒介生物监测地理信息系统绘制的 SAS 程序代码（部分）

行号	语 句	行号	语 句
01	% let IMP_TYPE = SASGRAPH;	08	% let CATHOW = replace;
02	% let INFILE = SASUSER. vector;	09	% let SPALIB = SASUSER;
03	% let NIDVARS = 1;	10	% let SPANAME = vector;
04	% let IDVAR1 = id;	11	% let SPAHOW = replace;
05	% let MAPLIB = SASUSER;	12	DM 'AF C = SASHELP. GISIMP. BATCH. SCL';
06	% let MAPCAT = vector;	13	RUN;
07	% let MAPNAME = vector;		

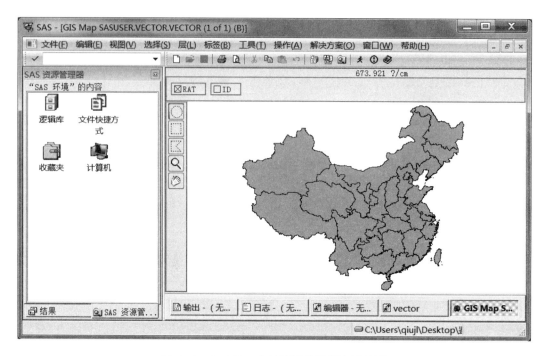

图 5-7 SAS/GIS 自动调用并绘制中国地图

在图 5-7 右侧区域的左上角复选框"RAT"处用鼠标右键单击,在菜单栏中选择"Edit…",跳出如下图 5-8 所示的页面。

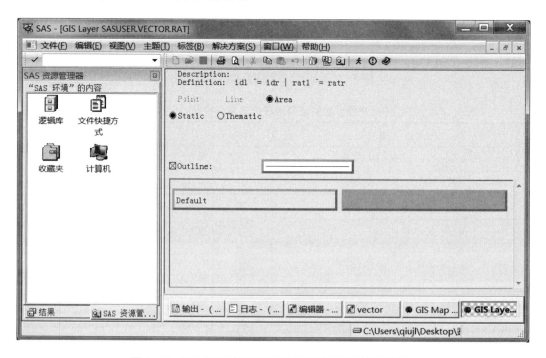

图 5-8 SAS/GIS 对地理信息图的特征进行编辑和修改

在"Static"和"Thematic"两个单选框中,取消"Static"前的单选,选中"Thematic",则又跳出如图5-9所示的页面。

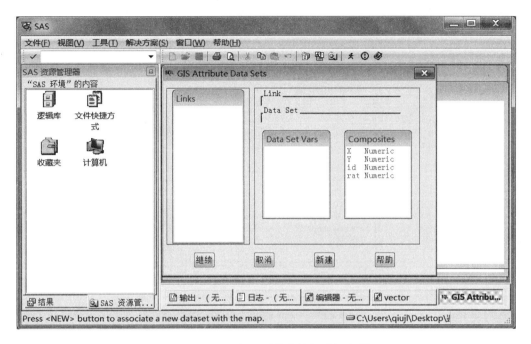

图5-9 SAS/GIS对信息特征进行定义

单击"新建",在跳出的对话框中选中"GIS"数据集,跳出如图5-10所示的页面。

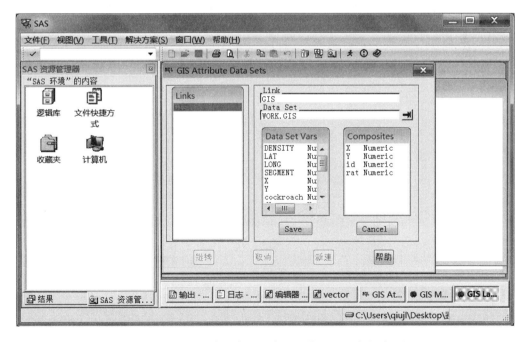

图5-10 SAS/GIS中选中GIS库进行信息特征定义过程(一)

按照图 5-11 所示选择相关参数,点击"Save"按钮和"继续"按钮。

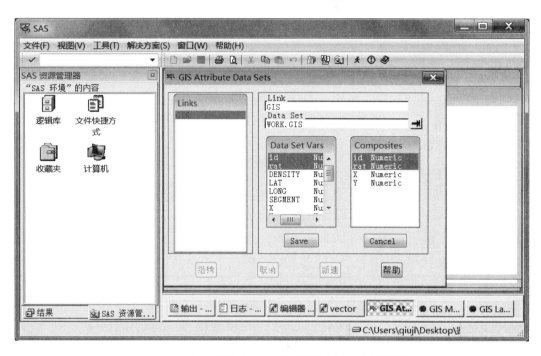

图 5-11 SAS/GIS 中选中 GIS 库进行信息特征定义过程(二)

在跳出的页面中,按图 5-12 所示选中"rat NUM",点击"确定"按钮。

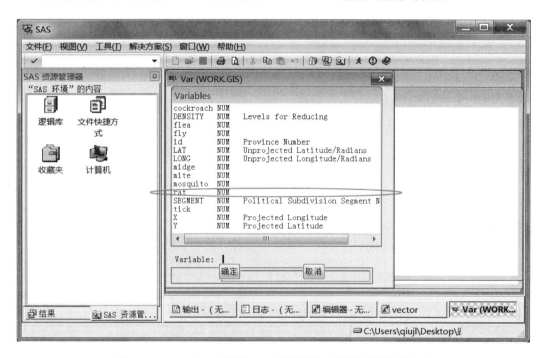

图 5-12 SAS/GIS 中选中 GIS 库进行信息特征定义过程(三)

继续跳出图5-13所示的页面,该页面用于选择预先设定的不同等级所对应的颜色。在这里,由于系统自动按照其预设的规则,设定了79个颜色等级;根据本例需要,仅需要设置5个颜色等级即可。

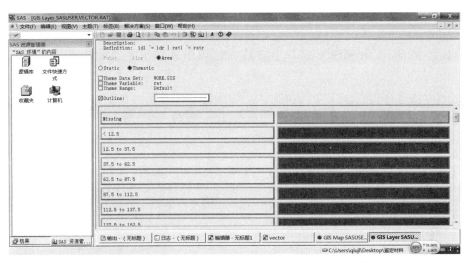

图5-13　SAS/GIS中选中GIS库进行信息特征定义过程(四)

故在"Missing"对应的条块中用鼠标右键单击,在跳出的菜单栏中选择"主题(I)"→"范围(G)…",跳出图5-14所示页面,在"Levels"框内把系统自动设定的"79"改为"5",则系统又自动按照用户需要设定出5个颜色等级。在本例中把缺失值对应的颜色设置为白色,把"<250"作为第一层级,对应颜色也设置为白色。其他则保留不变。这样,一幅我国外来输入性鼠类截获的区域分布图就完成了。

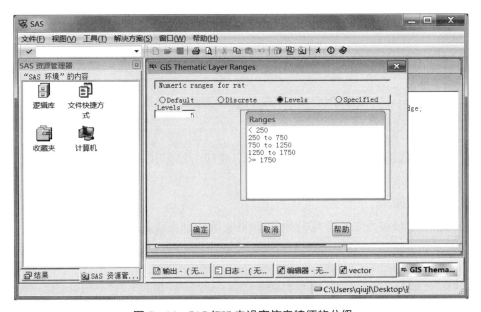

图5-14　SAS/GIS中设定信息特征的分级

七、主要结果及解释

(一)数据库的构建

1. 空间数据库构建

构建起全国口岸外来医学媒介生物监测地理信息系统的空间数据库，如图 5 - 15 所示。

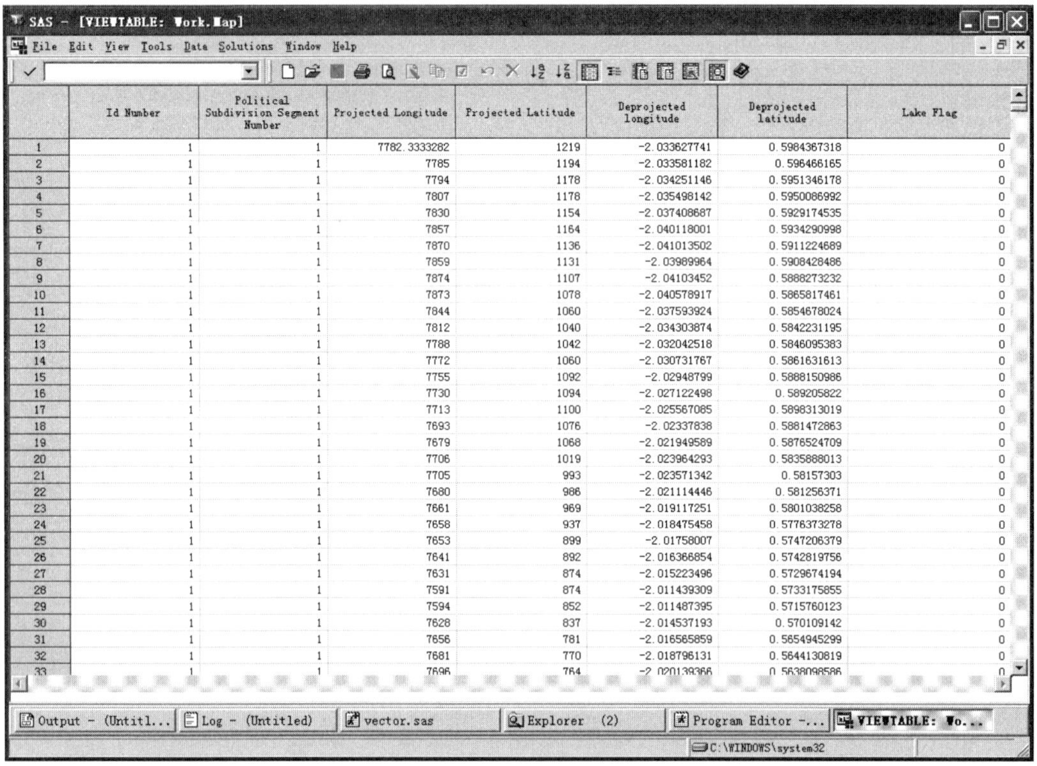

SAS - [VIEWTABLE: Work.Map]

	Id Number	Political Subdivision Segment Number	Projected Longitude	Projected Latitude	Deprojected longitude	Deprojected latitude	Lake Flag
1	1	1	7782.3333282	1219	-2.033627741	0.5984367318	0
2	1	1	7785	1194	-2.033581182	0.596466165	0
3	1	1	7794	1178	-2.034251146	0.5951346178	0
4	1	1	7807	1178	-2.035498142	0.5950086992	0
5	1	1	7830	1154	-2.037408687	0.5929174535	0
6	1	1	7857	1164	-2.040118001	0.5934290998	0
7	1	1	7870	1136	-2.041013502	0.5911224689	0
8	1	1	7859	1131	-2.03989964	0.5908428486	0
9	1	1	7874	1107	-2.04103452	0.5888273232	0
10	1	1	7873	1078	-2.040578917	0.5865817461	0
11	1	1	7844	1060	-2.037593924	0.5854678024	0
12	1	1	7812	1040	-2.034303874	0.5842231195	0
13	1	1	7788	1042	-2.032042518	0.5846095383	0
14	1	1	7772	1060	-2.030731767	0.5861631613	0
15	1	1	7755	1092	-2.02948799	0.5888150986	0
16	1	1	7730	1094	-2.027122498	0.589205822	0
17	1	1	7713	1100	-2.025567085	0.5898313019	0
18	1	1	7693	1076	-2.02337838	0.5881472863	0
19	1	1	7679	1068	-2.021949589	0.5876524709	0
20	1	1	7706	1019	-2.023964293	0.5835888013	0
21	1	1	7705	993	-2.023571342	0.58157303	0
22	1	1	7680	986	-2.021114446	0.581256371	0
23	1	1	7661	969	-2.019117251	0.5801038258	0
24	1	1	7658	937	-2.018475458	0.5776373278	0
25	1	1	7653	899	-2.01758007	0.5747206379	0
26	1	1	7641	892	-2.016366854	0.5742819756	0
27	1	1	7631	874	-2.015223496	0.5729674194	0
28	1	1	7591	874	-2.011439309	0.5733175855	0
29	1	1	7594	852	-2.011487395	0.5715760123	0
30	1	1	7628	837	-2.014537193	0.570109142	0
31	1	1	7656	781	-2.016565859	0.5654945299	0
32	1	1	7681	770	-2.018796131	0.5644130819	0
33	1	1	7696	764	-2.020139366	0.5638098586	0

图 5 - 15　全国口岸外来医学媒介生物监测地理信息系统的空间数据库

2. 属性数据库

构建起全国口岸外来医学媒介生物监测地理信息系统的属性数据库，如图 5 - 16 所示。

3. 链接数据库

构建起全国口岸外来医学媒介生物监测地理信息系统的空间、属性链接数据库，如图 5 - 17 所示。

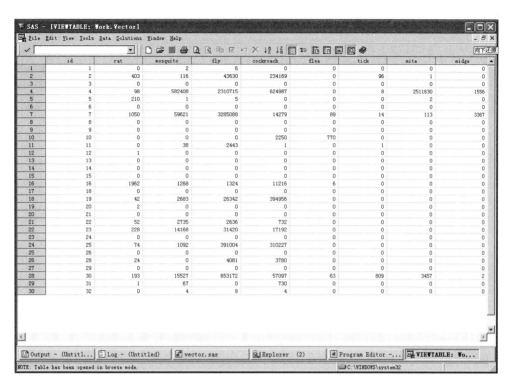

图 5‑16　全国口岸外来医学媒介生物监测地理信息系统的属性数据库

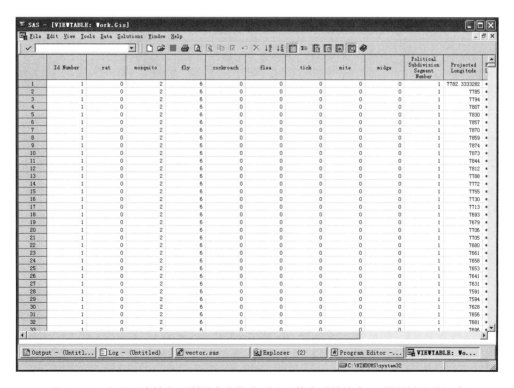

图 5‑17　全国口岸外来医学媒介生物监测地理信息系统的空间、属性链接数据库

(二)地理信息系统界面

1. 绘制出 2010 年全国外来鼠类监测数量分布图

由图 5-18 所示,2010 年,全国外来鼠类监测中,广西省所辖口岸截获鼠类数量最多,达到 1962 只,以浅灰色标示;福建省排名第二,以灰色标示;浙江省排第三,以深灰标示。

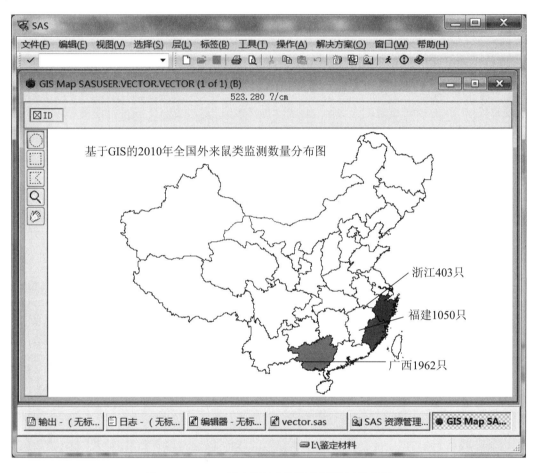

图 5-18　2010 年全国外来鼠类监测数量分布图

2. 绘制出 2010 年全国外来蜚蠊监测数量分布图

由图 5-19 所示,2010 年,江苏省所辖口岸共截获外来蜚蠊 624987 只,在全国各口岸中截获数最高,辽宁省所辖口岸共截获 394956 只,在全国排第二,依次类推。如此,在地理信息系统图中就可以以不同颜色标示出全国各口岸的外来医学媒介生物截获绩效。

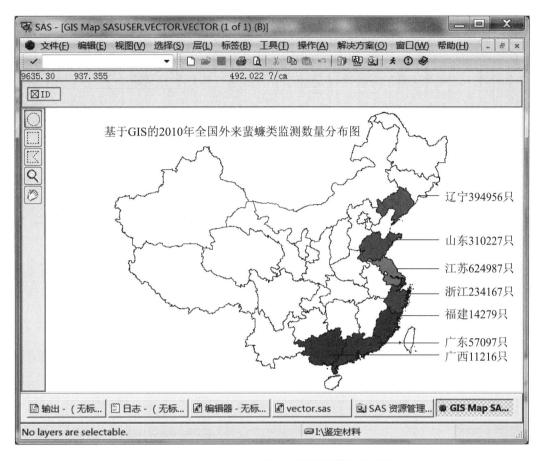

图 5 - 19　2010 年全国外来蜚蠊监测数量分布图

第二节　空间趋势面分析

一、概述

空间趋势面分析(Trend-Surface Analysis)是拟合数学面的一种统计方法,具体的方法就是用数学方法计算出一个数学曲面来拟合数据中的区域性变化的"趋势",这个数学面称为趋势面,方法的过程称为趋势面分析。该法是利用数学曲面模拟地理系统要素在空间上的分布及变化趋势的一种数学方法,实质上是通过回归分析原理,运用最小二乘拟合一个二元非线性函数,模拟地理要素在空间上的分布规律,展示地理要素在地域空间上的变化趋势。趋势面分析法作为近年发展起来的新的地理流行病学方法已逐渐在传染性疾病的监测研究中得到广泛的应用。其由于具有较强的整体空间分析能力因而在疾病病因的探索方面、"三间"(即人群、空间、时间)分布的研究方面有较大的使用价值。趋势面分析是以多元回归分析理论为基础的一种统计分析方法,它从整体出发,将地理位置上具有一定分布特征的数据划分为趋势部分和剩余部分,用以分析疾病地理分布系统和局部变异情况。趋势分析图则是根据最小二乘法原理,剔除局部和随机变异的影响后得到的趋势面,其更能准确反映传染性疾病空间分布总的变化趋势,如此更易于对疾病进行监测及预测。同时这种定量分析为传染性疾病的区域差异研究提供了新的研究技术和方法。

二、原理与方法

(一)原理

趋势面分析在空间分析方面具有重要的应用价值,趋势面是一种抽象数学曲面,它抽象并过滤掉局域随机因素的影响,使地理要素的空间分布规律明显化。通常把实际的地理曲面分解为趋势面和剩余面两部分,前者反映地理要素的宏观分布规律,属于确定性因素作用的结果,而后者则对应于微观局域,是随机因素影响的结果。趋势面分析基本要求是 所选择的趋势面模型应该是剩余值最小,而趋势值最大,这样拟合度精度才能达到足够的准确性。空间趋势面分析正是从地理要素分布的实际数据中分解出趋势值和剩余值,从而揭示地理要素空间分布的趋势与规律。趋势面本身是一个多项式函数,趋势面分析是一种通过线性模型应用最小二乘法计算数学曲面拟合样本数据的多元回归分析方法。设在观察点 (X, Y) 处传染性疾病的患病率为 Z,现以 n 阶多项式函数拟合,即得到以下矩阵:

$$Z = G \cdot B + \varepsilon \quad\cdots\cdots\cdots\cdots\cdots\cdots\cdots\cdots (5-1)$$

式中 Z 与 ε 为 N 阶向量,N 为观测点数,G 为 $N \times Q$ 阶矩阵,B 为 Q 阶向量,Q 与多项式阶数 n 有以下关系:

$$Q = (n+1) \cdot (n+2) \cdot (n+3)/6 \quad\cdots\cdots\cdots\cdots\cdots (5-2)$$

(二)方法

1. 建立趋势面回归方程

趋势面回归方程的数学表达式如下:

一阶趋势函数:

$$Z_1 = B_0 + B_1 X + B_2 Y \quad\cdots\cdots\cdots\cdots\cdots\cdots\cdots (5-3)$$

二阶趋势函数:

$$Z_2 = B_0 + B_1 X + B_2 Y + B_3 X^2 + B_4 XY + B_5 Y^2 \quad\cdots\cdots\cdots (5-4)$$

三阶趋势函数:

$$Z_3 = B_0 + B_1 X + B_2 Y + B_3 X^2 + B_4 XY + B_5 Y^2 + B_6 X^3 + B_7 X^2 Y + B_8 X Y^2 + B_9 Y^3$$
$$\cdots\cdots\cdots\cdots\cdots\cdots\cdots\cdots\cdots\cdots\cdots\cdots\cdots\cdots\cdots (5-5)$$

n 阶趋势函数:

$$Z_k = B_0 + B_1 X + B_2 Y + B_3 X^2 + B_4 XY + B_5 Y^2 + B_P X^n \qquad \cdots\cdots (5-6)$$

对 n 阶趋势函数求解参数 B 向量：

对 $\sum (Z - \hat{Z}^2)$ 按最小二乘法原理（$\frac{2}{2B_i}(Z - \hat{Z})^2 = 0$）（$i = 0, 1, \cdots, P$）分别对 B 向量求一阶偏导数，并令其为零，可得到正规方程组：$(X^T X)B = X^T Z$。

$$其中, X = \begin{bmatrix} 1 & X_1 & Y_1 & X_1^2 & X_1 Y_1 & Y_1^2 & \cdots\cdots & Y_1^n \\ 1 & X_2 & Y_2 & X_2^2 & X_2 Y_2 & Y_2^2 & \cdots\cdots & Y_2^n \\ \vdots & \vdots & \vdots & \vdots & \vdots & \vdots & \vdots & \vdots \\ 1 & X_m & Y_m & X_m^2 & X_m Y_m & Y_m^2 & \cdots\cdots & Y_m^n \end{bmatrix} \qquad \cdots\cdots\cdots (5-7)$$

$$B = (B_0 B_1 B_2 \cdots B_P)^T \qquad \cdots\cdots\cdots\cdots (5-8)$$

$$P = \frac{1}{2}(n+1)(n+2) - 1 \qquad \cdots\cdots\cdots\cdots (5-9)$$

$$Z = (Z_1 Z_2 Z_3 \cdots Z_m)^T \qquad \cdots\cdots\cdots\cdots (5-10)$$

T 指矩阵的转置。

求解正规方程组，即可得出系数向量 B 的估计值为：

$\hat{B} = (X^T X)^{-1} X^T Z$。将系数估计值代入方程即得相应阶次的趋势面方程。

2. 趋势面回归方程的拟合优度

趋势面回归方程对观察值拟合情况，取决于回归平方和（$S_{回}$）在总离差平方和（$S_{总}$）中所占比重。回归平方和越大，拟合程度越好，反之则差。

设数据 Z_i 与其平均值 $\overline{Z}$ 之差的平方和为 $S_{总}$，其反映观察值的离散程度：

$$S_{总} = \sum_{i=1}^k (Z_i - \overline{Z})^2 \qquad \overline{Z} = \frac{1}{k} \sum_{i=1}^k Z_i \qquad \cdots\cdots\cdots (5-11)$$

趋势面估计值 $\hat{Z}_i$ 与平均值 $\overline{Z}$ 的离差平方和为 $S_{回}$，表明由 $X, Y, \cdots, Y^n$ 的改变所引起趋势面上 $\hat{Z}_i$ 的变化：

$$S_{回} = \sum_{i=1}^k (\hat{Z}_i - \overline{Z})^2 \qquad \cdots\cdots\cdots (5-12)$$

趋势面实际值与估计值 $\hat{Z}_i$ 的离差平方和为 $S_{剩}$：

$$S_{剩} = \sum_{i=1}^k (Z_i - \hat{Z}_i)^2 \qquad \cdots\cdots\cdots (5-13)$$

则：$S_{总} = S_{回} + S_{剩}$

用 C 值或 R^2 表示趋势面的拟合优度。$R^2 = C = S_{回} / S_{总} \times 100\% = (1 - S_{剩} / S_{总}) \times 100\%$，其可表示原始数据的总波动平方和中由趋势面反映出来的波动平方和所占的百分比，百分比数值越接近 100%，则拟合程度越好。

3. 趋势面回归方程的显著性检验

常使用 F 检验法：

$$F=(S_回/p)/[S_剩/(m-p-1)] \quad\cdots\cdots\cdots\cdots\cdots\cdots \quad (5-14)$$

其中 p 是 n 次趋势面的项数(常数项除外),如 F 大于 $F_{0.05(P,m-p-1)}$,则趋势面达统计学上显著性差异,相反则需要进行更高次的趋势面分析。

此外,还可算得复相关系数、标准误(SE)等相关参数。以 0.05 作为检验水准(α)。以上的多项式回归分析均在 SAS9.2 统计软件中完成。

4. 选择适当阶次的趋势面回归方程

根据 $C(R^2)$、F 值及 P 值,选出趋势面方程。本文标准为:在 $P<0.05$ 且参数为无偏估计的前提下,选择拟合度最高的方程。

5. 绘制趋势面分析图

选定拟合度最高的趋势面方程后可根据方程绘制趋势面分析图,以直观地表示不同地理位置疾病患病严重程度的变化状况,同时从趋势面分析图中还可观察传染性疾病患病率最高区域(高发区)和最低区域(低发区)的分布。作图原理为:为 Z 取一系列特定的值,在固定这些 Z 值的条件下,设定 X,求出 Y,将取相同 Z 值的点以光滑的线条相连接,即得到趋势面方程的等值线图。根据以上原理可在 Matlab6.0 软件上编程作出趋势面分析图。

三、主要 SAS 语句

```
PROC GLM       <options>;
    CLASS      variables;
    MODEL      dependents = independents </ options>;
    ABSORB     variables;
    BY         variables;
    FREQ       variables;
```

MODEL 语句规定因变量和自变量效应。$dependents = independents$ 可用来描述 GLM 中的多重回归模型。

用 CLASS 语句说明是分类变量,如果某个自变量未在 CLASS 语句中说明,则 SAS 认为是连续型变量。

BY 语句是为获得用 BY 变量分组的观测的独立分析。当 BY 语句出现时,过程要求输入数据集按 BY 变量的顺序排序。

FREQ 语句指定一个变量,它给出 DATA=的数据集中每一个观测的频数。如果对某个给定的观测,FREQ 变量的值是 n,那么这个观测就会被使用 n 次。

```
PROC GCONTOUR <DATA = input-data-set>
                <ANNOTATE = Annotate-data-set>
                <GOUT = <libref.>output-catalog>
                <INCOMPLETE>;
```

用于绘制趋势面图或称作等高线图。DATA$=input-data-set$指定绘图的数据集,数据集中要求包含至少三个变量,分别是z,x,y,其中x,y是空间坐标值。默认状态下,GCONTOUR语句会抽调最新创立的数据集;ANNOTATE$=Annotate-data-set$用于指定对GCONTOUR语句绘制出的图形进行注解,注解源来自"$Annotate-data-set$";GOUT$=<libref.>output\text{-}catalog$用于指定GCONTOUR语句绘制图形的输出目录,如果省略该语句,则SAS自动将图形输出到临时目录,即WORK数据库中;IN-COMPLETE语句会要求SAS在超过半数变量存在缺失值时仍然绘出等高线图。

四、适用条件

趋势面模型主要对具有时间和空间双重属性的数据进行系统性分析,并以图形的形式展示出来。该法用于探索疾病的地域分布规律,往往适用于具有较明显地域分布特征的疾病,如大部分传染病等;并且适宜于空间内多点、分散监测数据的分析,一般一次分析,数据点至少在$15\sim20$个;对于数据波动较大的监测样点,需要配合较高次数的趋势面方程,这样一来也造成计算上的复杂性,但目前计算机的广泛应用在一定程度上解决了计算上的这一难点,可通过SAS编写计算机程序进行趋势面方程的拟合。趋势面模型中称为效应的每一项,是一个变量或一些变量的组合。效应是通过变量名和算符的特殊表示说明的。趋势面模型可用两类变量:分类变量(Classification或Class variable)和连续变量(Continuous variables)。在多重回归中,因变量(也称响应变量)的值是用一个或多个自变量来预测的。

在GLM过程中,有七种不同的效应类型。假定A、B、C、D、E是分类变量,$X1$、$X2$和Y是连续变量。七种效应分别为:

(1)回归效应:$X1$、$X2$;

(2)多项式效应:$X1\times X1$ $X1\times X2$;

(3)主效应:A,B,C;

(4)交互效应:$A\times B$ $B\times C$ $A\times B\times C$;

(5)嵌套效应:$B(A)$ $C(B\quad A)$ $D\times E(C\quad B\quad A)$,其中$B(A)$指$B$嵌套在$A$中;

(6)连续乘分类效应:$X1\times A$;

(7)连续嵌套分类效应:$X1(A)$ $X1\times X2(A\quad B)$

趋势面模型主要用到的是交互效应。

注意事项:在实际应用中,往往用次数低的趋势面逼近变化比较小的地理要素数据,用次数高的趋势面逼近起伏变化比较复杂的地理要素数据。次数低的趋势面使用起来比较方便,但具体到某点拟合较差;次数较高的趋势面只在观测点附近效果较好,而在外推和内插时则效果较差。

五、应用实例

(一)资料来源

以舟山市某病的发病资料作为分析的数据源。该病的发病资料取自舟山市各县级以上医院的病案库,通过人工翻阅病案方法选择当年的新发病例。由此收集的舟山各乡镇该病新发病例作为分析研究对象。为计算发病率,各乡镇人口数据取自《舟山统计年鉴》。

(二)坐标值的确定

以舟山市市区所在位置为中心,建立纵、横坐标,以各乡镇政府所在位置为代表,用人工方法在舟山行政区划图上准确测量各乡镇横坐标(X)和纵坐标(Y),借以确定各乡镇地域位置。各乡镇该病发病率及纵横坐标值见表5-7。

表5-7 舟山市各乡镇经纬度坐标值、某病发病率(1/10万)及其趋势预测值(1/10万)

调查点	经度(x)	纬度(y)	发病率观察值	发病率趋势值	调查点	经度(x)	纬度(y)	发病率观察值	发病率趋势值
1	−7.00	1.00	48.67	20.48	21	0.2	−10.5	3.60	11.45
2	−7.90	1.75	9.06	14.97	22	1.05	−11.2	17.25	5.70
3	−1.38	3.75	25.91	17.32	23	2.9	−12.2	3.68	7.57
4	−2.25	6.00	14.76	10.68	24	3.5	8.6	23.11	19.91
5	−2.75	3.95	29.94	12.23	25	3.45	10.2	11.95	19.85
6	−3.38	2.30	9.46	10.63	26	10.6	1.15	65.66	32.02
7	−0.95	1.05	22.17	17.83	27	2.95	10.8	16.56	15.20
8	−2.95	1.60	9.20	10.73	28	2.05	6.3	36.21	22.96
9	3.10	−0.75	7.44	14.68	29	−4.5	11.5	32.57	31.96
10	1.90	−1.30	11.97	14.98	30	4.95	16.3	2.57	5.28
11	1.50	2.20	12.18	24.16	31	8.85	16.2	70.79	70.06
12	3.65	1.95	7.60	14.58	32	15.75	9.5	18.60	19.48
13	0.95	3.20	16.56	25.23	33	11.3	26.8	13.90	19.19
14	−1.38	3.50	8.68	17.59	34	22.8	26.75	19.93	19.76
15	−0.90	−1.05	24.22	11.24	35	11.1	25.8	40.06	32.39
16	6.30	−2.60	11.59	13.48	36	−0.7	22	22.02	21.99
17	4.60	−1.40	39.55	11.87	37	13.4	26.1	52.62	56.21
18	5.88	0.60	5.98	5.02	38	11.45	28	26.78	26.04
19	5.58	−7.15	14.35	3.99	39	14.85	24.25	9.61	6.55
20	4.35	−9.95	15.68	14.17	40	22	28.8	110.50	111.56

(三)分析目标

以某病发病率(Y)为因变量,地理位置的横坐标和纵坐标分别为自变量 X_1, X_2,进行空间趋势面分析,分析该病在舟山市的空间发病趋势,并对趋势面方程进行拟合优度检验,以观察该病发病情况是否存在地理位置的关联度和集中度。

六、SAS 程序

间趋势面分析的 SAS 程序如图 5-20 所示。

```
第1步:                              X1 * X1 * X1 X1 * X1 * X2 X1 * X2 * X2 X2 * X2 * X2
DATA heixjs;                         X1 * X1 * X1 * X1 X1 * X1 * X1 * X2
INPUT X1 X2  Y;                      2 X1 * X2 * X2 * X2 X2 * X2 * X2 * X2
CARDS;                               X1 * X1 * X1 * X1 X1 * X1 * X1 * X1 * X1 * X2
0.00   0.00   17.27                  X1 * X1 * X1 * X2 * X2
 -7.15   -0.30   8.69                   X1 * X1 * X2 * X2 * X2
 -7.00   1.00   48.67                X1 * X2 * X2 * X2 * X2 X2 * X2 * X2 * X2
 -7.90   1.75   9.06                 X1 * X1 * X1 * X1 * X1 * x1 X1 * X1 * X1 * X1 * x1 * X2
 -1.38   3.75   25.91                X1 * X1 * X1 * x1 * X2 * X2
 -2.25   6.00   14.76                   X1 * X1 * x1 * X2 * X2 * X2
 -2.75   3.95   29.94                X1 * x1 * X2 * X2 * X2 * X2 x1 * X2 * X2 * X2 * X2 * X2
 -3.65   4.30   0.00                 x2 * X2 * X2 * X2 * X2
 -4.95   5.55   0.00                     X1 * X1 * X1 * X1 * X1 * x1 * X1
 -3.38   2.30   9.46                 X1 * X1 * X1 * X1 * x1 * X1 * X2
 -5.23   2.70   0.00                 X1 * X1 * X1 * X1 * x1 * X2 * X2
 -2.95   1.60   0.00                 X1 * X1 * X1 * X2 * X2 * X2
 -0.95   1.05   22.17                X1 * X1 * x1 * X2 * X2 * X2
 -2.95   1.60   9.20                 X1 * x1 * X2 * X2 * X2 * X2
3.10   -0.75   7.44                  X1 * x2 * X2 * X2 * X2 * X2
1.90   -1.30   11.97                 X2 * x2 * X2 * X2 * X2 * X2;
1.50   2.20   12.18                  RUN;
3.65   1.95   7.60                   第2步:
0.95   3.20   16.56                  PROC GLM;           / * The eight level * /
 -1.38   3.50   8.68                 MODEL Y = X1 X2 X1 * X1 X1 * X2 X2 * X2
 -0.90   -1.05   24.22               X1 * X1 * X1 X1 * X1 * X2 X1 * X2 * X2 X2 * X2 * X2
 -2.29   -2.30   0.00                X1 * X1 * X1 * X1 X1 * X1 * X1 * X2
6.30   -2.60   11.59                    X1 * X1 * X2 * X2 X1 * X2 * X2 * X2
4.60   -1.40   39.55                 X2 * X2 * X2 * X2 X1 * X1 * X1 * X1
```

图 5-20 间趋势面分析的 SAS 程序图

<table>
<tr><td>

5. 88　0. 60　5. 98

5. 68　1. 65　0. 00

10. 25　0. 65　0. 00

9. 30　− 4. 10　0. 00

11. 20　− 2. 80　0. 00

5. 58　− 7. 15　14. 35

6. 15　− 5. 45　0. 00

4. 95　− 5. 80　0. 00

4. 35　− 9. 95　15. 68

2. 10　− 8. 40　0. 00

− 2. 45　− 10. 30　0. 00

0. 20　− 10. 50　3. 60

1. 05　− 11. 20　17. 25

2. 90　− 12. 20　3. 68

17. 80　6. 20　0. 00

8. 90　1. 15　0. 00

3. 50　8. 60　23. 11

1. 45　11. 20　0. 00

3. 45　10. 20　11. 95

10. 60　1. 15　65. 66

2. 95　10. 80　16. 56

2. 05　6. 30　36. 21

5. 90　9. 05　0. 00

− 4. 50　11. 50　32. 57

4. 95　16. 30　2. 57

8. 85　16. 20　70. 79

15. 75　9. 50　18. 60

11. 30　26. 80　13. 90

22. 80　26. 75　19. 93

11. 10　25. 80　40. 06

− 0. 70　22. 00　22. 02

13. 40　26. 10　52. 62

11. 45　28. 00　26. 78

14. 85　24. 25　9. 61

21. 80　27. 00　0. 00

22. 00　28. 80　110. 50

19. 00　31. 25　0. 00

</td><td>

X1 ∗ X1 ∗ X1 ∗ X1 ∗ X2　X1 ∗ X1 ∗ X1 ∗ X2 ∗ X2

　　　　X1 ∗ X1 ∗ X2 ∗ X2 ∗ X2

X1 ∗ X2 ∗ X2 ∗ X2 ∗ X2　X2 ∗ X2 ∗ X2 ∗ X2 ∗ X2

X1 ∗ X1 ∗ X1 ∗ X1 ∗ X1　x1　X1 ∗ X1 ∗ X1 ∗ X1 ∗ x1 ∗ X2

X1 ∗ X1 ∗ X1 ∗ x1 ∗ X2 ∗ X2

　　　　X1 ∗ X1 ∗ x1 ∗ X2 ∗ X2 ∗ X2

X1 ∗ x1 ∗ X2 ∗ X2 ∗ X2 ∗ X2　x1 ∗ X2 ∗ X2 ∗ X2 ∗ X2 ∗ X2

x2 ∗ X2 ∗ X2 ∗ X2 ∗ X2 ∗ X2

　　　　X1 ∗ X1 ∗ X1 ∗ X1 ∗ X1 ∗ x1 ∗ X1

X1 ∗ X1 ∗ X1 ∗ X1 ∗ x1 ∗ X1 ∗ X2

X1 ∗ X1 ∗ X1 ∗ X1 ∗ X2 ∗ X2

　　　　X1 ∗ X1 ∗ X1 ∗ x1 ∗ X2 ∗ X2 ∗ X2

X1 ∗ X1 ∗ x1 ∗ X2 ∗ X2 ∗ X2 ∗ X2

X1 ∗ X1 ∗ X2 ∗ X2 ∗ X2 ∗ X2 ∗ X2

X1 ∗ X2 ∗ X2 ∗ X2 ∗ X2 ∗ X2 ∗ X2

X2 ∗ x2 ∗ X2 ∗ X2 ∗ X2 ∗ X2 ∗ X2

　　　　X1 ∗ X1 ∗ X1 ∗ X1 ∗ X1 ∗ x1 ∗ X1 ∗ X1

X1 ∗ X1 ∗ X1 ∗ X1 ∗ X1 ∗ x1 ∗ X1 ∗ X2

X1 ∗ X1 ∗ X1 ∗ X1 ∗ x1 ∗ X2 ∗ X2

　　　　X1 ∗ X1 ∗ X1 ∗ X1 ∗ x1 ∗ X2 ∗ X2 ∗ X2

X1 ∗ X1 ∗ x1 ∗ X2 ∗ X2 ∗ X2 ∗ X2

X1 ∗ X1 ∗ x2 ∗ X2 ∗ X2 ∗ X2 ∗ X2

X1 ∗ X2 ∗ X2 ∗ X2 ∗ X2 ∗ X2 ∗ X2

X2 ∗ X2 ∗ X2 ∗ X2 ∗ X2 ∗ X2 ∗ X2;

PROC GLM；　　　　/∗ The seventh level ∗/

MODEL Y = X1　X2　X1 ∗ X1　X1 ∗ X2　X2 ∗ X2

X1 ∗ X1 ∗ X1　X1 ∗ X1 ∗ X2　X1 ∗ X2 ∗ X2　X2 ∗ X2 ∗ X2

X1 ∗ X1 ∗ X1 ∗ X1　X1 ∗ X1 ∗ X1 ∗ X2

　　　　X1 ∗ X1 ∗ X2 ∗ X2　X1 ∗ X2 ∗ X2 ∗ X2

X2 ∗ X2 ∗ X2 ∗ X2　X1 ∗ X1 ∗ X1 ∗ X1 ∗ X1

X1 ∗ X1 ∗ X1 ∗ X1 ∗ X2　X1 ∗ X1 ∗ X1 ∗ X2 ∗ X2

　　　　X1 ∗ X1 ∗ X2 ∗ X2 ∗ X2

X1 ∗ X2 ∗ X2 ∗ X2 ∗ X2　X2 ∗ X2 ∗ X2 ∗ X2 ∗ X2

X1 ∗ X1 ∗ X1 ∗ X1 ∗ X1 ∗ x1　X1 ∗ X1 ∗ X1 ∗ X1 ∗ x1 ∗ X2

X1 ∗ X1 ∗ X1 ∗ x1 ∗ X2 ∗ X2

　　　　X1 ∗ X1 ∗ x1 ∗ X2 ∗ X2 ∗ X2

</td></tr>
</table>

图 5‐20　间趋势面分析的 SAS 程序图(续)

150

```
16.85   30.30   0.00
-1.40   23.65   0.00
14.90   22.80   0.00
;
PROC GLM; /* The first level */
MODEL Y = X1 X2;
RUN;
PROC GLM; /* The second level */
MODEL Y = X1 X2 X1*X1 X1*X2 X2*X2;
RUN;
PROC GLM; /* The third level */
MODEL Y = X1 X2 X1*X1 X1*X2 X2*X2
X1*X1*X1 X1*X1*X2 X1*X2*X2
X2*X2*X2;
RUN;
PROC GLM; /* The fourth level */
MODEL Y = X1 X2 X1*X1 X1*X2 X2*X2
X1*X1*X1 X1*X1*X2 X1*X2*X2
X2*X2*X2 X1*X1*X1*X1 X1*X1*X1*X2
        X1*X1*X2*X2 X1*X2*X2*X2
X2*X2*X2*X2;
RUN;
PROC GLM;              /* The fifth level */
MODEL Y = X1 X2 X1*X1 X1*X2 X2*X2
X1*X1*X1 X1*X1*X2 X1*X2*X2
X2*X2*X2 X1*X1*X1*X1 X1*X1*X1*X2
        X1*X1*X2*X2 X1*X2*X2*X2
X2*X2*X2*X2 X1*X1*X1*X1*X1
X1*X1*X1*X1*X2 X1*X1*X1*X2*X2
        X1*X1*X2*X2*X2
X1*X2*X2*X2*X2 X2*X2*X2*X2*X2;
PROC GLM;         /* The sixth level */
MODEL Y = X1 X2 X1*X1 X1*X2 X2*X2
X1*X1*X1 X1*X1*X2 X1*X2*X2
X2*X2*X2 X1*X1*X1*X1 X1*X1*X1*X2
        X1*X1*X2*X2 X1*X2*X2*X2
X2*X2*X2*X2 X1*X1*X1*X1*X1
X1*X1*X1*X1*X2 X1*X1*X1*X2*X2
        X1*X1*X2*X2*X2
X1*X2*X2*X2*X2 X2*X2*X2*X2*X2
X1*X1*X1*X1*X1*X1
X1*X1*X1*X1*X1*X2
X1*X1*X1*X1*X2*X2
```

```
X1*X1*X2*X2*X2*X2 X1*X2*X2*X2*X2*X2
x2*X2*X2*X2*X2*X2
        X1*X1*X1*X1*X1*x1*X1
X1*X1*X1*X1*X1*x1*X2
X1*X1*X1*X1*X1*X2*X2
        X1*X1*X1*X1*X2*X2*X2
X1*X1*X1*X2*X2*X2*X2
X1*x1*X2*X2*X2*X2*X2
X1*X2*X2*X2*X2*X2*X2
X2*X2*X2*X2*X2*X2*X2;
output PREDICTED = p_value;
第3步:
proc g3grid data = data1 out = data1_1;
    grid X2*X1 = p_value /naxis1 = 21
                        naxis2 = 21
                            join;
第4步:
goptions reset = global gunit = pct
cback = white vsize = 5 in hsize = 5 in
colors = (black blue green red)
ftext = swiss ftitle = swissb htitle = 6
htext = 3;
axis1 order = (-15 to 35 by 5);
axis2 order = (-15 to 35 by 5);
legend1 position = (right middle)
        label = (position = top)
        across = 1;
symbol1 height = 2.5
        font = swissb
        value = 'lowest'
        color = red;
symbol2 height = 2.5
        step = 25pct
        color = black;
symbol3 height = 2.5
        color = blue;
symbol4 height = 2.5
        color = green;
第5步:
proc gcontour data = data1_1
            INCOMPLETE;
    plot X2*X1 = p_value/
        levels = -10 to 80 by 10
        autolabel = (check = none)
                haxis = axis1
                vaxis = axis2
```

图 5-20 间趋势面分析的 SAS 程序图(续)

151

X1 * X1 * x1 * X2 * X2 * X2	legend = legend1
X1 * x1 * X2 * X2 * X2 * X2	HREF = **0**
x1 * X2 * X2 * X2 * X2 * X2	VREF = **0**
x2 * X2 * X2 * X2 * X2 * X2；	NOFRAME；
PROC GLM；/ * The seventh level * /	**RUN**；
MODEL Y = X1 X2 X1 * X1 X1 * X2 X2 * X2	**quit**；

图 5‑20 间趋势面分析的 SAS 程序图(续)

第 1 步：DATA 过程步，建立包含 X1、X2、Y 三个变量的数据集，其中 X1 是空间横坐标变量，X2 是空间纵坐标变量，Y 是某病的发病率变量。具体程序代码见图 5‑20 中第 1 步所示；

第 2 步：GLM 过程步，从这一步开始用 MODEL 语句拟合一阶至八阶趋势面函数，其中包含所有的交互效应；具体程序代码见图 5‑20 中第 2 步所示；

第 3 步：g3grid 过程步，使用这段程序主要是填补缺失值。常常由于存在缺失值而令 GCONTOUR 过程步无法绘制完整的趋势面图形，为解决这个问题，SAS 针对每一组 X1、X2 值都会计算产生一个对应的 Y 值，从而建立一个包含有插值的完整数据集，可让 GCONTOUR 过程步顺利地绘制出趋势图来。具体程序代码见图 5‑20 中第 3 步所示；

第 4 步：GOPTIONS 语句是为 GCONTOUR 过程步所绘制的图形设定指定特征，其中 axis1 order＝（−15 to 35 by 5）；axis2 order＝（−15 to 35 by 5）两段程序使得由 GCONTOUR 过程步绘制的趋势图的横轴和纵轴刻度和长度均保持一致。具体程序代码见图 5‑20 中第 4 步所示。

第 5 步：GCONTOUR 过程步，这里的数据集是 data1_1，在这个数据集里包含了用 g3grid 过程步计算产生的插值，因变量也由原来的 Y 转换为 p_value，并最后用 X2 *、X1、p_value 绘制趋势图。HREF＝0 和 VREF＝0 两条语句是在图上标注出横轴等于 0 和纵轴等于 0 时的两条直线，相交位置即是原点（0，0）。具体程序代码见图 5‑20 中第 5 步所示。

七、主要结果及解释

SAS 程序提交后，在 OUTPUT 窗口和 GRAPH 窗口输出运算结果。结果中包含 1 阶到 7 阶的趋势面模型拟合情况，为节约篇幅，同时考虑到 7 阶趋势面模型拟合效果最佳，故仅提取 7 阶趋势面模型拟合结果举例说明，而将其余 1 阶至 6 阶和八阶趋势面模型的主要参数列表示意。

（一）选择趋势面阶层数

表 5‑8 为计算求得 1 至 8 阶趋势函数主要参数结果。从表 5‑8 中数据可知，从第

6 阶趋势函数开始，模型经检验有显著性差异（$p < 0.05$），但当模型拟合到第 8 阶时，参数的估计出现偏倚，故选第 7 阶方程模型作为拟合模型，拟合优度达到 0.7681（$p = 0.0048$）。

表 5 - 8　第 1—8 阶趋势函数计算结果

函数次数	$C (R^2)$	C. V	F 值	P 值
1	0.0759	130.9114	2.50	0.0901
2	0.0940	132.9333	1.20	0.3191
3	0.1123	136.3648	0.76	0.6536
4	0.1495	140.1246	0.62	0.8393
5	0.3857	127.1217	1.35	0.2011
6	0.6428	105.9450	2.40	0.0073
7	0.7681	96.7857	2.65	0.0048
8*	0.8702	83.6018	3.35	0.0020

注：* 当拟合到第 8 阶时，方程的参数估计出现偏倚。

（二）建立趋势面回归模型

以下是 SAS 程序计算结果中第 7 阶趋势面模型拟合情况：

SAS 首先输出第 7 阶趋势面模型拟合的总体评价：该模型总离差平方和 TSS = 25925.70，回归平方和 RSS = 19914.56，残差平方和 ESS = 6011.14。$F = 2.65$，$P = 0.0048$。代表拟合优度的 $R^2 = 0.76814$。提示该模型不仅统计学上达到显著性差异（$p < 0.05$），而且拟合的趋势方程能反映实际变异的 76.8%，可较好地描述该病在舟山发病的地域分布规律。SAS 软件建立的模型参数详见图 5 - 21～图 5 - 25。

SAS 系统					
The GLM Procedure					
Dependent Variable：Y					
Source	DF	Sum of Squares	Mean Square	F Value	Pr>F
Model	35	19914.56188	568.98748	2.65	0.0048
Error	28	6011.13546	214.68341		
Corrected Total	63	25925.69735			

图 5 - 21　SAS 软件建立的模型参数（一）

R-Square	Coeff Var	Root MSE	Y Mean
0.76814	96.78576	14.65208	15.13867

图 5-22 SAS 软件建立的模型参数（二）

Source	DF	Type I SS	Mean Square	F Value	Pr>F
X1	1	870.714912	870.714912	4.06	0.0537
X2	1	1096.449147	1096.449147	5.11	0.0318
X1 * X1	1	94.925336	94.925336	0.44	0.5115
X1 * X2	1	66.274564	66.274564	0.31	0.5829
X2 * X2	1	307.992451	307.992451	1.43	0.2411
X1 * X1 * X1	1	24.414448	24.414448	0.11	0.7385
X1 * X1 * X2	1	139.955631	139.955631	0.65	0.4262
X1 * X2 * X2	1	159.289459	159.289459	0.74	0.3963
X2 * X2 * X2	1	152.64143	152.64143	0.71	0.4063
X1 * X1 * X1 * X1	1	748.209902	748.209902	3.49	0.0724
X1 * X1 * X1 * X2	1	72.320857	72.320857	0.34	0.5663
X1 * X1 * X2 * X2	1	1.541223	1.541223	0.01	0.9331
X1 * X2 * X2 * X2	1	28.722885	28.722885	0.13	0.7173
X2 * X2 * X2 * X2	1	112.67108	112.67108	0.52	0.4748
X1 * X1 * X1 * X1 * X1	1	597.765717	597.765717	2.78	0.1063
X1 * X1 * X1 * X1 * X2	1	2541.003451	2541.003451	11.84	0.0018
X1 * X1 * X1 * X2 * X2	1	1832.664129	1832.664129	8.54	0.0068
X1 * X1 * X2 * X2 * X2	1	92.748595	92.748595	0.43	0.5164
X1 * X2 * X2 * X2 * X2	1	243.53405	243.53405	1.13	0.2959
X2 * X2 * X2 * X2 * X2	1	816.702062	816.702062	3.8	0.0612
X1 * X1 * X1 * X1 * X1 * X1	1	277.777018	277.777018	1.29	0.265
X1 * X1 * X1 * X1 * X1 * X2	1	4303.635807	4303.635807	20.05	0.0001
X1 * X1 * X1 * X1 * X2 * X2	1	157.393381	157.393381	0.73	0.3991
X1 * X1 * X1 * X2 * X2 * X2	1	5.370082	5.370082	0.03	0.8755
X1 * X1 * X2 * X2 * X2 * X2	1	1154.30717	1154.30717	5.38	0.0279
X1 * X2 * X2 * X2 * X2 * X2	1	766.03246	766.03246	3.57	0.0693
X2 * X2 * X2 * X2 * X2 * X2	1	0.050182	0.050182	0	0.9879

图 5-23 SAS 软件建立的模型参数（三）

X1 * X1 * X1 * X1 * X1 * X1 * X1	1	322.81332	322.81332	1.5	0.2303
X1 * X1 * X1 * X1 * X1 * X1 * X2	1	789.718179	789.718179	3.68	0.0654
X1 * X1 * X1 * X1 * X1 * X2 * X2	1	76.122929	76.122929	0.35	0.5563
X1 * X1 * X1 * X1 * X2 * X2 * X2	1	547.578688	547.578688	2.55	0.1215
X1 * X1 * X1 * X2 * X2 * X2 * X2	1	0.684005	0.684005	0	0.9554
X1 * X1 * X2 * X2 * X2 * X2 * X2	1	50.587741	50.587741	0.24	0.6312
X1 * X2 * X2 * X2 * X2 * X2 * X2	1	1397.756681	1397.756681	6.51	0.0165
X2 * X2 * X2 * X2 * X2 * X2 * X2	1	64.192912	64.192912	0.3	0.5888

图 5-23 SAS 软件建立的模型参数（三）（续）

Source	DF	Type III SS	Mean Square	F Value	Pr>F
X1	1	156.0709934	156.0709934	0.73	0.4011
X2	1	319.9355134	319.9355134	1.49	0.2324
X1 * X1	1	172.8971987	172.8971987	0.81	0.3771
X1 * X2	1	0.2657723	0.2657723	0	0.9722
X2 * X2	1	105.9957082	105.9957082	0.49	0.4881
X1 * X1 * X1	1	50.2364137	50.2364137	0.23	0.6323
X1 * X1 * X2	1	11.1556152	11.1556152	0.05	0.8213
X1 * X2 * X2	1	74.893858	74.893858	0.35	0.5595
X2 * X2 * X2	1	526.4385256	526.4385256	2.45	0.1286
X1 * X1 * X1 * X1	1	107.8230107	107.8230107	0.5	0.4844
X1 * X1 * X1 * X2	1	301.6385726	301.6385726	1.41	0.2458
X1 * X1 * X2 * X2	1	3.818548	3.818548	0.02	0.8949
X1 * X2 * X2 * X2	1	26.5664043	26.5664043	0.12	0.7276
X2 * X2 * X2 * X2	1	121.6103538	121.6103538	0.57	0.4579
X1 * X1 * X1 * X1 * X1	1	0.0287295	0.0287295	0	0.9909
X1 * X1 * X1 * X1 * X2	1	6.9720643	6.9720643	0.03	0.8583
X1 * X1 * X1 * X2 * X2	1	5.8874533	5.8874533	0.03	0.8697
X1 * X1 * X2 * X2 * X2	1	511.8060766	511.8060766	2.38	0.1338
X1 * X2 * X2 * X2 * X2	1	405.6894871	405.6894871	1.89	0.1801
X2 * X2 * X2 * X2 * X2	1	193.1387908	193.1387908	0.9	0.351
X1 * X1 * X1 * X1 * X1 * X1	1	19.9541338	19.9541338	0.09	0.7627

图 5-24 SAS 软件建立的模型参数（四）

X1 * X1 * X1 * X1 * X1 * X2	1	457. 665008	457. 665008	2. 13	0. 1554
X1 * X1 * X1 * X1 * X2 * X2	1	584. 8493276	584. 8493276	2. 72	0. 11
X1 * X1 * X1 * X2 * X2 * X2	1	12. 7246056	12. 7246056	0. 06	0. 8094
X1 * X1 * X2 * X2 * X2 * X2	1	70. 7438653	70. 7438653	0. 33	0. 5705
X1 * X2 * X2 * X2 * X2 * X2	1	115. 4538183	115. 4538183	0. 54	0. 4694
X2 * X2 * X2 * X2 * X2 * X2	1	254. 3740169	254. 3740169	1. 18	0. 2856
X1 * X1 * X1 * X1 * X1 * X1 * X1	1	0. 3050357	0. 3050357	0	0. 9702
X1 * X1 * X1 * X1 * X1 * X1 * X2	1	115. 728263	115. 728263	0. 54	0. 4689
X1 * X1 * X1 * X1 * X1 * X2 * X2	1	232. 638934	232. 638934	1. 08	0. 3068
X1 * X1 * X1 * X1 * X2 * X2 * X2	1	213. 399157	213. 399157	0. 99	0. 3273
X1 * X1 * X1 * X2 * X2 * X2 * X2	1	292. 4149255	292. 4149255	1. 36	0. 253
X1 * X1 * X2 * X2 * X2 * X2 * X2	1	462. 7281012	462. 7281012	2. 16	0. 1532
X1 * X2 * X2 * X2 * X2 * X2 * X2	1	336. 8682809	336. 8682809	1. 57	0. 2207
X2 * X2 * X2 * X2 * X2 * X2 * X2	1	64. 1929124	64. 1929124	0. 3	0. 5888

图 5 - 24　SAS 软件建立的模型参数 (四) (续)

Parameter	Estimate	Standard Error	t Value	Pr>	t	
Intercept	17. 92508673	6. 73451741	2. 66	0. 0127
X1	2. 35952274	2. 76733867	0. 85	0. 4011
X2	3. 28013587	2. 68695164	1. 22	0. 2324
X1 * X1	−0. 97108232	1. 08208483	−0. 90	0. 3771
X1 * X2	−0. 03860955	1. 09733491	−0. 04	0. 9722
X2 * X2	−0. 34292108	0. 48803311	−0. 70	0. 4881
X1 * X1 * X1	−0. 06920611	0. 14306532	−0. 48	0. 6323
X1 * X1 * X2	−0. 05523071	0. 24228865	−0. 23	0. 8213
X1 * X2 * X2	0. 08174102	0. 13839366	0. 59	0. 5595
X2 * X2 * X2	−0. 06574898	0. 04198696	−1. 57	0. 1286
X1 * X1 * X1 * X1	0. 02192377	0. 03093562	0. 71	0. 4844
X1 * X1 * X1 * X2	−0. 04996448	0. 04215190	−1. 19	0. 2458
X1 * X1 * X2 * X2	0. 00512777	0. 03844844	0. 13	0. 8949
X1 * X2 * X2 * X2	0. 00722788	0. 02054678	0. 35	0. 7276

图 5 - 25　SAS 软件建立的模型参数 (五)

X2 * X2 * X2 * X2	0.00452243	0.00600877	0.75	0.4579
X1 * X1 * X1 * X1 * X1	0.00003028	0.00261739	0.01	0.9909
X1 * X1 * X1 * X1 * X2	0.00094627	0.00525090	0.18	0.8583
X1 * X1 * X1 * X2 * X2	−0.00108503	0.00655207	−0.17	0.8697
X1 * X1 * X2 * X2 * X2	0.00445573	0.00288579	1.54	0.1338
X1 * X2 * X2 * X2 * X2	−0.00152689	0.00111074	−1.37	0.1801
X2 * X2 * X2 * X2 * X2	0.00024305	0.00025624	0.95	0.3510
X1 * X1 * X1 * X1 * X1 * X1	−0.00007433	0.00024380	−0.30	0.7627
X1 * X1 * X1 * X1 * X1 * X2	0.00074317	0.00050899	1.46	0.1554
X1 * X1 * X1 * X1 * X2 * X2	−0.00097145	0.00058857	−1.65	0.1100
X1 * X1 * X1 * X2 * X2 * X2	0.00010158	0.00041723	0.24	0.8094
X1 * X1 * X2 * X2 * X2 * X2	0.0001463	0.00025485	0.57	0.5705
X1 * X2 * X2 * X2 * X2 * X2	−0.00006261	0.00008538	−0.73	0.4694
X2 * X2 * X2 * X2 * X2 * X2	−0.00002166	0.00001990	−1.09	0.2856
X1 * X1 * X1 * X1 * X1 * X1 * X1	0.00000063	0.00001662	0.04	0.9702
X1 * X1 * X1 * X1 * X1 * X1 * X2	−0.0000337	0.0000459	−0.73	0.4689
X1 * X1 * X1 * X1 * X1 * X2 * X2	0.00006418	0.00006165	1.04	0.3068
X1 * X1 * X1 * X1 * X2 * X2 * X2	−0.00005111	0.00005126	−1.00	0.3273
X1 * X1 * X1 * X2 * X2 * X2 * X2	0.00003317	0.00002842	1.17	0.2530
X1 * X1 * X2 * X2 * X2 * X2 * X2	−0.00001577	0.00001074	−1.47	0.1532
X1 * X2 * X2 * X2 * X2 * X2 * X2	0.00000383	0.00000305	1.25	0.2207
X2 * X2 * X2 * X2 * X2 * X2 * X2	0.00000034	0.00000063	0.55	0.5888

图 5 - 25 SAS 软件建立的模型参数（五）（续）

模型的系数估计可从最后一部分结果中读出，即 Estimate 这一列中显示。如此，则可建立起一个 7 阶趋势面模型方程，如图 5 - 26 所示。

$$Z = 17.9250 + 2.3595X + 3.2801Y - 0.9710X^2 - 0.0386XY - 0.3429Y^2 - 0.0692X^3 - 0.0552X^2Y + 0.0817XY^2 - 0.0657Y^3 + 0.0219X^4 - 0.0499XY^3 + 0.0051X^3Y + 0.0072X^2Y^2 + 0.0045Y^4 + 0.00003X^5 + 0.0009X^4Y - 0.0011X^3Y^2 + 0.0045X^2Y^3 - 0.0015XY^4 + 0.0003Y^5 - 0.000074X^6 + 0.0007X^5Y - 0.0010X^4Y^2 + 0.0001X^3Y^3 + (14.6X^2Y^4 - 6.3XY^5 - 2.2Y^6 + 0.063X^7 - 3.37X^6Y + 6.418X^5Y^2 - 5.111X^4Y^3 + 3.317X^3Y^4 - 1.577X^2Y^5 + 0.383XY^6 + 0.034Y^7) \times 10^{-5}$$

图 5 - 26 7 阶趋势面模型方程

（三）绘制趋势面层次图

根据 7 阶趋势面方程可在 SAS 中绘制出 7 阶趋势面层次分析图（见图 5 - 27）十字线所示为舟山市政府所在地位置。从趋势面分析图可见：该病等值线（等高线）分布以岱山岛为中心，且随着与该岛距离的加大，发病率逐渐降低；在舟山本岛内该病的发病率自东向西递减，越接近大陆其发病人数越少。通过趋势面层次分析图可以更直观地了解该病在舟山的具体流行特点及状况，为监测及探索病因提供有利的工具。因此，运用连续的等值线图——趋势面图，可将复杂的疾病特征分布转化成多项式数学模型，使一些看起来离散的传染病监测数据，与形象具体的图形联系起来，有助于从全局分析研究传染性疾病的分布特点、变化规律、致病因素，从而为进一步指导防治工作提供依据。另外，不仅趋势面图对疾病流行趋势有局部定位作用，模型方程可估计与预测流行强度，而且由进一步对实测值与趋势值之间作残差分析可以显示失拟的异常点与其附近地区在分布上的差异，提示可能在此局部存在特殊的病因学因素的作用。

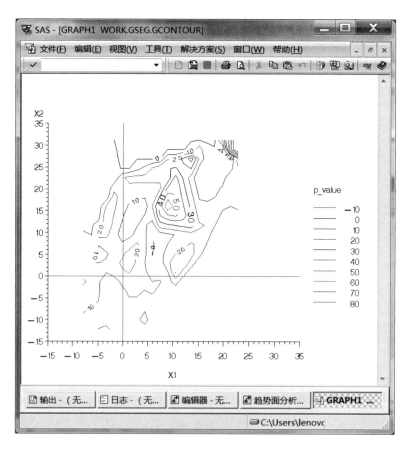

图 5 - 27　SAS 程序绘制的 7 阶趋势面层次图

第六章 风险分析工具的二次开发

SAS 风险分析技术多数需要应用者自行编写程序代码来实现，这对于一般的应用者而言造成使用上极不方便，艰涩难记的 SAS 语言也使得多数使用者望而却步，其实 SAS 分析平台的开发者们在这方面早已有所考虑，SAS/AF 即是为解决这一问题而开发的模块。应用该模块可实现 SAS 风险分析技术的二次开发，可以将介绍的各种风险分析技术开发成为一个个人机界面十分友好的应用程序模块，直接让风险管理者操作使用，而不再需要掌握纷繁复杂的操作步骤或枯燥难记的 SAS 语言。因此，在本章中将该模块的使用作一简单介绍。希望有志于应用 SAS 进行风险分析的技术人员以此为依据，开发出更为简单、实用的风险分析程序模块来。

第一节 SAS/AF 开发环境

一、概述

SAS/AF 在整个 SAS 分析平台中的定位是一个开发和呈现工具，以界面化操作实现 SAS 数据分析功能。

SAS/AF 主要由两部分组成：框架（Frame）和 SAS 组件语言（SAS Component Language/SAS Screen Control Language，SCL）。Frame 和 SCL 既可以各自独立完成不同的功能，也可以相互联系成为统一整体来实现更为复杂的功能。

SAS/AF 类的存储方法。类（Class）是条目（Entry）的一种类型，而 Entry 单元存放在称为目录（Catalog）的 SAS 文件中。Catalog 又存放在 SAS 的数据库中，其体的存储结构如图 6 - 1 所示。

所有的 Entry 是由四级名组成：Libref. catalog. name. type，因而，类也是由四级名组成：对应的 libref 为库名，catalog 为目录名，name 为定义的类名，type 为 CLASS。在建立一个类前．要先建立一个 catalog 和 libref，用来存放该类。

二、组件：控件和模块

组件是开发应用程序的组成元件。SAS/AF 软件提供了几种可以开发图形用户界面的元素，并可将界面与数据相关联。有两种基本的组件，分别是控件和模块。

控件构成图形用户界面，包含界面组件；控件是用来展示给用户的，而模块则是在后台运行，将数据分配给控件。控件有时也称为可视化组件，而把模块称为非可视化组件。控件和模块也可统称为对象（Object）。

三、SAS/AF 开发环境

SAS/AF 开发环境也称为 build 环境，共有四个主窗口，见图 6-1。

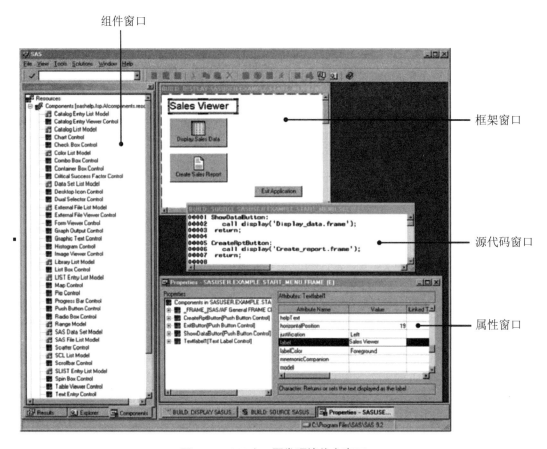

图 6-1 SAS/AF 开发环境的主窗口

（一）框架（含在 build 窗口中）

见图 6-2，通过框架为程序开发构建一个图形对象界面。框架显示在 Build 窗口中。当保存一个框架时，它就存为 SAS 目录下的框架条目。一个应用程序可使用多个框架，也可以同时打开多个框架。

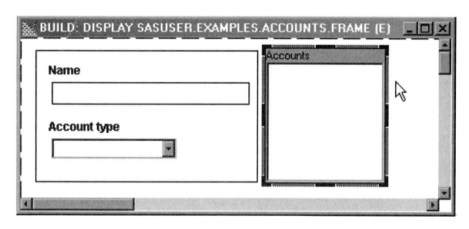

图 6-2 简单的框架图

(二) 组件窗口

见图 6-3，列出常用的元素（控件和模块），可拖到框架上使用。当打开或创建一个框架时，组件窗口自动打开。

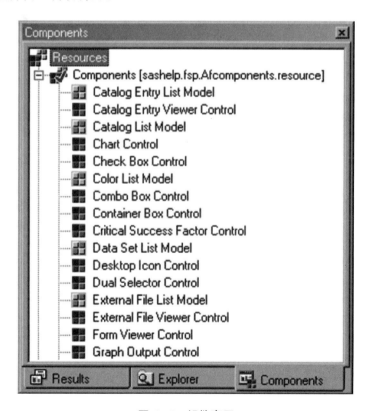

图 6-3 组件窗口

组件包括:

1. 执行命令

a) 桌面图标

b) 按钮（Push Button）

2. 选择项目

a) 勾选框（Check Box）

b) 单选框（Radio Box）

选择项目按钮如图6-4所示:

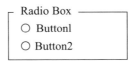

图6-4 选择项目按钮

c) 组合框（Combo Box）

图6-5为组合框控件，该控件可以产生下拉菜单，内含选项，用来让用户选择。

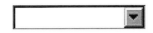

图6-5 组合框

d) 选值框（Spin Box）

图6-6所示为选值框控件，该控件可以让用户上下滚动选项条，选项条内容可以是一串数字，也可以是一组字符。

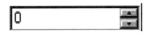

图6-6 选值框

e) 列表框（List Box）

图6-7所示为列表框控件。

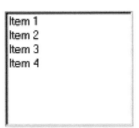

图6-7 列表框

f）滚动条（Scollbar）；

g）Library Selector：用于选择 SAS 数据库；

h）Member Selector：用于选择 SAS 文件；

i）Catalog Entry Selector：从目录中选择条目。

j）Dual Selector：图 6 - 8 为双列表控件，该控件有两个列表，一个列表是备选项，另一个列表是选中的选项。

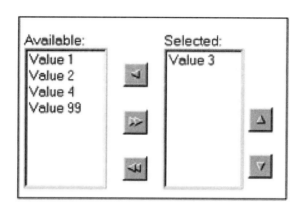

图 6 - 8　双列表控件

3. 数据收集（Data collection）

a）Text Entry：将简单的文本条目放入域中。

b）Text Pad：该记事本控件带有 wrapping capabilities，用来收集大样本的文本。

c）Data Table：用 Data Table 来显示整个数据表行和列的内容。

d）Data Form：Data Form 可显示数据表中的一行，并用来编辑或浏览。

4. 注释

a）Container Box：用来在框架内画一个框。

b）Graphic Text：SAS/GRAPH 字体的大的彩色文本。

c）Text Label：简单、黑白文本，用的是电脑自带的字体。

（三）属性窗口

属性窗口可展示框架上组件的属性，属性是指一个组件定义的特征。属性包括组件定义的特征、方法、事件和事件处理器。

特征定义组件的信息，如名称、高度和宽度；方法定义组件可以做一些行为。

在开发阶段可用属性窗口来修饰属性，而在运行阶段，必须以程序代码来修饰属性。打开框架后，选择 View→Properties Window 来打开属性窗口，也可在元素上右击，选择 Properties，详见图 6 - 9。

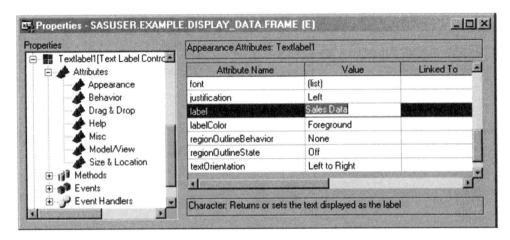

图 6‑9 属性窗口

（四）程序源代码窗口

源代码窗口有文本编辑器，用于创建和编辑程序代码，如图 6‑10。

```
S BUILD: SOURCE SASUSER.EXAMPLE.DISPLAY_DATA.SCL (E)
00008 rc=rc;
00009 dcl char(30) displayTable;
00010
00011 INIT:
00012    subsetButton.enabled='no';
00013    clearButton.enabled='no';
00014 return;
00015
00016 LibrariesListbox:
00017    if LibrariesListbox.selectedItem ne ' ' then
00018    do;
00019        datasetList1.library=librariesListbox.selectedItem;
00020        TablesListbox.visible='yes';
00021        variableList1.dataSet=' ';
00022        sasdataset1.table=' ';
00023        subsetButton.enabled='yes';
00024    end;
00025 return;
00026
```

图 6‑10 源代码窗口

四、框架开发方法

开发框架应用程序主要包含以下步骤：

（1）创建一个框架并添加组件；

（2）修饰组件属性；

（3）添加程序代码；

（4）保存、编译并测试框架程序。

五、模块使用方法

特定的模块只能与特定的控件协同操作。表 6-1 列出 SAS/AF 软件提供的配套控件与模块元件，只有配套的元件才能同时应用。在表 6-1 中，左侧的控件可以跟右侧的模块元件协同使用。

表 6-1　匹配的控件和模块

控　件	模　块
Combo Box	Catalog Entry List
Dual Selector	Catalog List
List Box	Color List
Radio Box	Data Set List
Spin Box	External File List Library List LIST Entry List SAS File List SLIST Entry List Variable List Variable Values List
Form Viewer	SAS Data Set
Table Viewer	SCL List

第二节　SAS 组件语言

一、概述

SAS 组件语言（SCL）是一种可以控制 SAS/AF 应用程序的编程语言，包括编写框架和框架上的控件等应用程序。SCL 程序存放在 SCL 条目内，与框架相互隔离，SCL 程序或函数可多次调用。

SCL 是一种面向对象的编程语言，适用于编写交互式的 SAS 应用程序。SCL 可以实现如下功能：（1）计算并确认用户在界面中输入的值；（2）在程序运行时改变界面组件特征；（3）执行界面组件的方法模块；（4）与其他的 SAS 目录条目链接，包括其他 SCL 条目和框架；（5）提交执行 SAS 程序；（6）从 SAS 数据集及外部文件中读取或写入数据。

框架 SCL 主要用于对框架及框架上元件的控制。通过选择 View→Frame SCL，可以察看或编辑框架 SCL，也可以通过框架的弹出菜单中选择 Frame SCL 来实现以上功能。

有些添加到框架上的元件可以不需要额外的 SCL 代码即可执行。例如，在框架上添加一个 Push 按钮，并将它的 CommandOnClick 属性设置为 end；当用户点击这个按钮时，即执行结束命令，关闭该按钮所在的框架。对于该种框架，不需要作任何编辑，如果编辑，反而会出错，只要保存即可。

大部分情况是需要框架 SCL 的，主要包括以下工作：（1）链接到其他 SCL 条目或框架；（2）提交 SAS 程序；（3）在运行阶段修饰元件的属性；（4）执行某个元件的方法；（5）使用户作出的选择生效。

二、SCL 基础知识

SCL 中包含多种模块，如标示片段（labeled sections）、方法块（method blocks）、宏块（macro blocks）等，其中标示片段最常用。

典型的框架 SCL 代码由以下部分组成：

（1）标记片段。

（2）SCL 变量声明。

（3）程序和函数。

（一）标示片段

SCL 程序是分段执行的，一个程序中可以含多个标示片段。SCL 标记片段实质上是一套程序声明，这种片段只能在定义它的程序中调用，每个片段以标签（label）来识别。标示片段以"label"开头，以"Return"语句结束。Label 可以是系统默认标签（如：INIT 或 MAIN），也可根据框架相应的区域名、窗口变量名或对象名来设定。

这些标示片段是以控件的名称进行标记的，当用户与该控件交互时执行任务。例如，在框架上有一个名称为 exitButton 的按钮，当用它来验证用户的确要退出该应用程序时，可以用类似图 6-11 所示这些代码的标记程序。

```
exitButton:
  dcl list message = {'Are you sure you want to exit?'};
  response = messagebox(message, '!', 'YN', 'Confirm Exit', 'N', '');
  if response = 'YES' then call execcmd('end;');
  message = dellist(message);
return;
```

图 6-11　验证用户的退出程序

exitButton 按钮的这些代码执行的结果为，当点击 exitButton 按钮时，会出现如图 6 - 12 所示的一个对话框来确认是否退出。

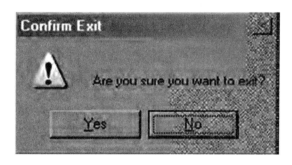

图 6 - 12　exitButton 按钮确认对话框

1. 默认标签

SCI 中提供了五种系统定义的标签：FSEINIT、INIT、MAIN、TERM 和 FSE-TERM。INIT 标记的片段是在应用程序窗口显示之前执行。通常情况，使用 INIT 片段是为了初始化变量，导入数据，打开表格等。

框架 SCL 使用保留节程序，用来进行程序初始化和终结。INIT 节程序在框架展示前执行，主要用于初始化变量和打开 SAS 表格。TERM 节程序在框架关闭前执行，主要用于关闭表格，删除无效的变量。一般来说，需要不断地删除不需要的清单或变量。

图 6 - 13 是 INIT 和 TERM 节程序的示例程序。

```
INIT:
     dcl num variable1 rc; / * 定义两个数值型变量 variable1 和 rc * /

     dcl list myList = {}; / * 定义一个空白列表 * /
return;
TERM:
  rc = dellist(myList); / * 删除列表 myList * /
return;
注：DCL 是 declare 的缩写，num 是数值型。
```

图 6 - 13　INIT 和 TERM 的示例程序

MAIN 标记的片段在每次用户改变窗口区域选项并按回车键后执行；TERM 片段在用户关闭程序时执行，通常用于完成一些如关闭表格、输出宏参数值等工作。FSEINIT 和 FSETERM 片段只能在 FSBROWSE 程序中可用。

2. 窗口变量标记片段

SCI 提供一种特殊的标记片段类型，即窗口变量标记片段。这种片段在用户对窗口相应区域进行控制时执行。窗口变量片段必须以对应窗口变量名为标签。例如：foodgroupCombobox 是框架中一个下拉选择框的名字，以下这段程序便以它为标签。

当用户点击界面中这个下拉选择框时，这段 SCL 程序即开始运行：进行 if 语句判断并对 fg 赋值。

```
foodgroupCombobox：
    if (fileviewer. table ne ' ') then fileviewer. table = ' ';
    fg = foodgroupCombobox. selecteditem；
return；
```

（二）SCL 变量

SCL 使用的变量都有专用的数据类型，表 6－2 列出部分变量对应的数据类型。

表 6－2　SCL 变量的数据类型

Character	字符型	以 CHAR 作为关键词
Numeric	数值型	以 NUM 作为关键词
List	列表型	以 LIST 作为关键词

所有变量都要用 DECLARE 来声明，DECLARE 声明并不一定存在于标示片段中。DECLARE 一次可以声明多个变量，也可以使用缩写"DCL"。

CHAR、NUM、LIST 是表示变量类型的关键词。

CHAR（n）是一个符号，用来定义字符型变量的长度，n 指字符的长度，最大可以到 32767。在默认状态下，字符型变量是 200 个字符长。请看以下代码：

```
DECLARE  NUM   n1 n2,      /* 两个数值型变量 */
         CHAR  c1,         /* 长度为 200 的字符型变量 */
         CHAR (10)  c2,    /* 长度为 10 的字符型变量 */
         LIST myList = {}; /* 一个空白的列表 */
```

（三）SCL 程序和函数

SCL 提供了丰富的程序和函数库，用来对 SAS 目录、SAS 表格和框架控件进行操作。每个 SCI 语句都必须以分号结尾，只要每句之间有分号分隔，SCL 语句可以把多句写在同一行上。但是为了便于调试，建议每个语句都另起一行。当 SCL 语句很长的时候，只要不拆开关键字就可以分行写。SCL 同时也支持 SAS/BASE 模块中的几乎所有函数。

三、点符号

为提高代码的可读性，减少编程的工作量，SCL 也支持点符号。用点符号可以使编程人员在编程过程中方便检查语法错误。

在点符号过程中，组件（object）与属性（特征或方法）之间用圆点间隔。具体语法如图 6-14 所示的格式。

```
object. property;
点符号用于设置属性,例如:
/ * 设置文本颜色. * /
textEntry1. textColor = 'green';
dcl    char(10)    color;
color = textEntry1. textColor;
```

图 6 - 14　点符号的格式

点符号也可用于访问方法。例如，当用户点击 ResultRadiobox 时，Foodgroup-Combobx 的属性 enabled 变为 Yes。程序如图 6-15 所示。

```
ResultRadiobox:
    foodgroupCombobox. enabled = 'Yes';
return;
```

图 6 - 15　点符号用于访问方法

应用软件通常都由多个框架组成。SCI 可以实现由一个框架链接到另一个框架的功能。例如，在 FrameA 中点击 NextPushbutton，则打开一个名为 Main 的新框架：

NextPushButton:

call display（'Main. Frame'）;

return;

四、SCL 程序执行

在控制 SCL 应用程序执行过程中，可以使用 IF/THEN 条件语句和 DO 循环。例如，下列代码使用 IF/THEN 条件语句和 DO 循环来实现以下任务：当点击 clearValuesButton 时，清除用户在框架上录入的数值。程序如图 6-16 所示。

```
clearValuesButton:
if frameProtected = 'No'
    then
    do;
        textEntryName. text = '';
        textEntrySalary. text = . ;
        textEntry. text = '';
    end;
    return;
    / * ···SCL statements... * /
return;
```

图 6 - 16　使用 IF/THEN 条件语句和 DO 循环来实现任务示例程序

五、访问其他框架

例如，下面 Frame1 中的框架 SCL 代码可以实现对 Frame2 的访问。

call display（'Frame2. frame'）；

Frame1 的 SCL 代码可以实现将权柄交给 Frame2，再等待 Frame2 关闭。当 Frame2 打开时，Frame1 上的控件无法操作。只有当 Frame2 关闭时，权柄回到 Frame1 的 SCL 代码，才可以继续执行 call display 后面的第一条语句。

例如，假定框架中含有一个 Push 按钮元件，命名为 Rates。当用户点击 Rates 按钮时，就打开一个名为 loanRates 的框架，展示率的表格。这段的框架 SCL 代码如图 6－17 所示。

```
RATES：
    call display('loanRates. frame')；
return；
```

图 6－17　框架 SCL 代码

六、保存框架 SCL 程序

保存框架和框架 SCL 程序相对比较简单，只需选择 File→Save。但是由于框架与框架 SCL 代码的相互依赖性，需要确保框架正确地指向 SCL 条目。

一般而言，不仅 SCL 条目的类型扩展名为 ". scl"，而且框架 SCL 与其相关的框架也用同样的名称。例如，在默认状态下，名为 myFrame. frame 的框架，其框架 SCL 也称为 myFrame. scl。

如果要改变已与 SCL 相互关联的框架名称，须同时改变 SCL 条目的名称，来与框架条目的名称相匹配，并重新编译相应的框架。

七、编译应用程序

框架添加了 SCL 代码，则在运行前必须进行编译。编译是指将 SCL 代码翻译成可执行语言的过程。

在开发环境（build environment）里编译一个框架，要先将该框架激活，然后选择 Build→Compile。

一旦框架和 SCL 代码编译成功，在 Log 窗口会提示 "Code generated" 的信息。如图 6－18 所示。

```
NOTE：Compiling MYFRAME. FRAME
    （SASUSER. EXAMPLE. MYFRAME. SCL）.
NOTE：Code generated for MYFRAME. FRAME. Code size = 4095.
```

图 6－18　框架和 SCL 代码编译成功后显示信息

如要察看 Log 窗口，可以选择 View→Log。

如果单独编译框架 SCL 的话，则编译的代码无法与框架相互关联，当用户与框架控件交互时，该框架也就无法访问相应的代码。

八、测试应用程序

要测试框架，先激活，然后选择 Build→Test。要在非开发环境中测试应用程序，也即没有打开框架的情况下，先打开一个 SAS Explore 窗口，在框架上右击，然后选择 Run。如果该框架以前没有被编译过，就会提示"出错"。可以在 SAS Explore 窗口的框架中右击选择 Compile 来编译该框架。

Build→Test 菜单命令不处理 SCL 代码中的 SUBMIT 语句。如果采用 Build→Test 方式测试含有 SUBMIT 语句的框架，则 SUBMIT 语句部分会出错；而在非开发环境（即在 SAS Explore 窗口）测试框架应用程序，则可以测试到全部功能模块。

第三节　框架应用程序开发示例

一、实例概述

以开发数据浏览程序为例说明框架应用程序开发过程，该程序包含三个框架，每个框架均含有框架 SCL 代码。两个框架用来展示数据，另一个是导航系统，用来将两个框架链接起来。

先分别开发两个框架，然后编译并测试它们。当完成第三个框架时，可以进行编译，然后测试整个应用程序。

二、Display_data 框架开发

Display_data 框架可以使用户选择并展示 SAS 表格，如图 6-19 所示界面。

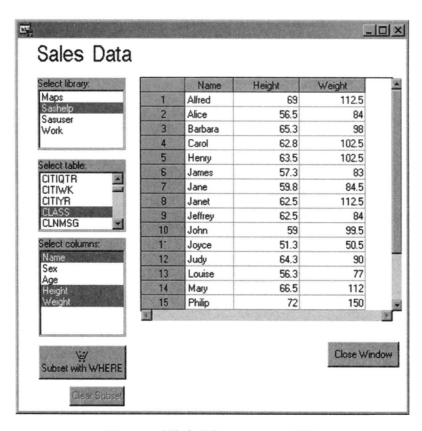

图 6-19 制作完成的 Display_data 框架

(一) 创建 Display_data 框架

通过在 SAS 命令行中输入以下命令来创建 Display_data 框架：

"build sasuser. example. Display_data. frame"，跳出空框架和元件窗口，图 6-20
所示。

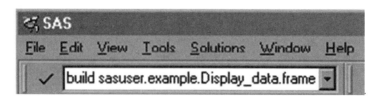

图 6-20 SAS 命令行

(二) 开发 Display_data 框架的用户界面

为框架创建图形用户界面，将元件窗口中的控件拖到框架上，并按照图 6-21 中的样图进行排列，控件包括：Text Label 控件（用作框架顶部的标题）、List Box 控件（3 个）、Table Viewer 控件、Push 按钮控件（3 个）。

如果在框架上放置控件时超出范围，可以调整窗口的大小。待放置好这些控件后，再调小窗口。

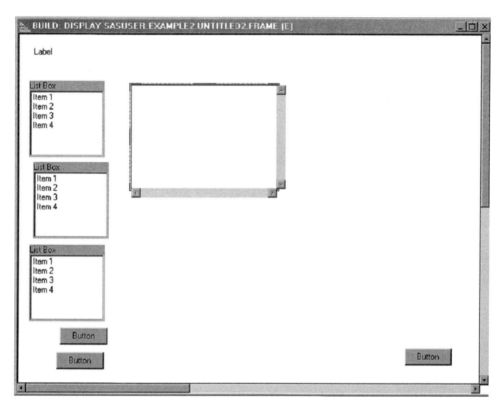

图 6‐21 Display＿data 框架的预备图

1. 移动、调整控件大小

将控件放到框架中，放置方法如下：先单击控件，然后将鼠标指针放到控件的浅灰色边缘，当鼠标指针变为手状，这时可以将控件拖动到新的位置，如图 6‐22 所示。

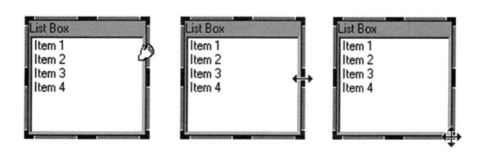

图 6‐22 移动和调整大小时的鼠标指针

在本例中，唯一要调整大小的控件是 Table Viewer。要调整控件，先选中控件，然后将鼠标指针放在控件周围的黑色手柄。当该指针变为箭头时，就可以调整控件大小了。当然也可以通过属性调整控件大小，用这种方法进行调整，可以达到像素级水平，通过属性调整大小只要键入高度和宽度值即可。

2. 控件排版

虽然已通过手工将这些控件排列好，但 SAS/AF 提供了一些版面设计工具，可以更精确地完成这类任务。

要使三个 List Box 控件的边缘排列整齐，可以先选中这三个控件。有两种方法来选中，方法一是按住 SHIFT 键，点击每个 List Box；方法二是点住鼠标左键拖动出一个框，框住该三个控件。控件选中后，边缘会变暗变灰。接下来选择 Layout→Align→Lefts。可将这些控件以组为单位一起拖动。

3. 设置 Display _ data 控件属性值

要在运行模式下改变控件的外观和模式，必须通过属性窗口设置属性值。

（1）设置 Label 属性

要设置 Textlabel1 的 label 属性，操作步骤如下：

在框架上右击，选中 Properties，打开属性窗口。在属性窗口的左侧，选中 Textlabel1，Textlabel1 控件的属性列在右侧。滚动属性清单，查找到 label 属性。点击 label 行、Value 列对应的空格。输入 Sales Data，按回车键。可以看到，框架的 Textlabel1 控件现在名称变为 Sales Data，具体如图 6-23 所示。

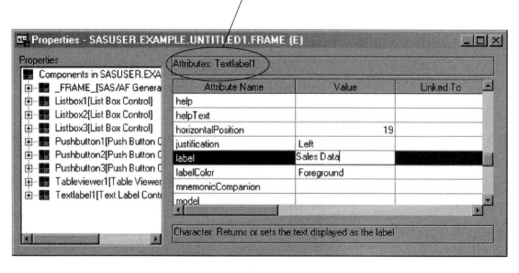

图 6-23　在属性窗口设置 Textlabel1 的 label 属性

（2）设置标题字体

操作步骤如下：

滚动下拉条到字体属性，点击相应的 Value 列，点击省略按钮，跳出字体对话框；将字体变为 Arial，字形为常规，16 号；点击 OK。

（3）设置控件名称

要记住每个控件的通用名比较困难，应对这些控件重命名。操作步骤如下：

将 Listbox1 改为 LibrariesListbox，Listbox2 改为 TablesListbox，Listbox3 改为 ColumnsListbox，Pushbutton1 改为 SubsetButton，Pushbutton2 改为 ClearButton，Pushbutton3 改为 CloseButton。

（4）设置控制界面的属性

要设置用户在界面上所看到文本，操作步骤如下：

将 LibrariesListbox 的标题属性设置为 Select library；TablesListbox 的标题属性设置为 Select table；ColumnsListbox 的标题属性设置为 Select columns；ClearButton 的标记属性设置为 Clear Subset。

在 SubsetButton 上，按照下列步骤添加文本和图标：

将 buttonStyle 属性改为 Icon with Text Under，icon 属性改为 715；高度属性改为 40，标记属性改为 Subset with WHERE，宽度属性改为 80。为了让用户在 ColumnsListbox 中能够选择多个项目，应将其 selectionMode 属性设置为 Multiple Selections。

（5）Display_data 框架控件上添加模块

从图 6-24 中可见，所有的 List Box 中均显示四个通用的项目清单。这是因为它们和框架右侧的 Table Viewer 尚未与数据关联。要将数据提供给所有的控件，需要将它们与模块进行关联。将模块元件放到控件上即可设置控件的模块属性，将控件与模块元件相互关联起来。

要实现模块元件与控件的关联，可以将需要的模块元件拖放到框架控件上；操作步骤如下：将 Library List Model 拖放到标题为 Select Library 的 List Box（LibrariesListbox）上，Data Set List Model 拖放到标题为 Select Table 的 List Box（TablesListbox）上，Variable List Model 拖放到标题为 Select Columns 的 List Box（ColumnsListbox）上，SAS Data Set Model 拖放到 Table Viewer（（Tableviewer1）。

现在应该可以在 LibrariesListbox 中看到一列数据库清单。

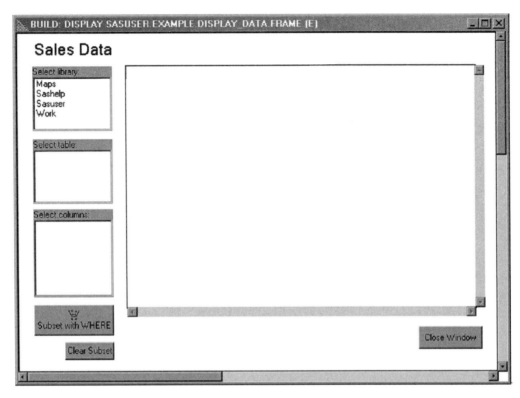

图 6 - 24　关联模块并设置属性后的 Display _ data

（6）Display _ data 框架中添加 SCL 代码

要添加 SCL 代码，使框架完整地实现功能，先打开 Display _ data 的框架 SCL（右击框架，选中 Frame SCL），插入图 6 - 25 代码：

```
dcl num rc;                              variableList1. dataSet = displayTable;
dcl char(30) displayTable;               SubsetButton. enabled = 'yes';
dcl list emptyList = {};                 end;
Init:                                    return;
subsetButton. enabled = 'no';            ColumnsListbox:
clearButton. enabled = 'no';             if listlen (columnsListbox. selectedItems)
datasetlist1. levelCount = 1;            gt 0 then
return;                                  sasdataset1. columnOrder = copylist (Col-
LibrariesListbox:                        umnsListbox. selectedItems);
if LibrariesListbox. selectedItem ne '' then    return;
do;                                      SubsetButton:
datasetList1. library = librariesListbox. selectedItem;    if sasdataset1. table ne '' then
variableList1. dataSet = '';             rc = sasdataset1. _setWhere(0, 'y');
sasdataset1. table = '';                 if rc = 0 then ClearButton. enabled = 'yes';
```

图 6 - 25　添加 SCL 代码

subsetButton. enabled = 'yes';	return;
end;	ClearButton:
return;	if sasdataset1. table ne'' then
TablesListbox:	sasdataset1. _setWhere(emptyList);
if TablesListbox. selectedItem ne'' then	ClearButton. enabled = 'no';
do;	return;
displayTable = librariesListbox. selectedItem || '.' ||	term:
TablesListbox. selectedItem;	rc = dellist(emptyList);
sasdataset1. table = displayTable;	return;

图 6 - 25　添加 SCL 代码（续）

选中 File→Save，保存代码，关闭框架 SCL 窗口。由于框架条目已命名为 Display _ data. frame，与该框架相关联的 SCL 条目也自动命名为 Display _ data. scl。

（7）编译 Display _ data 框架

图形用户界面和 SCL 代码的开发工作完成后，即可编译 Display _ data 框架。要编译该框架，首先将窗口激活，然后选中 Build→Compile。

框架和框架 SCL 编译完成后，可在 Log 窗口中查看到如图 6 - 26 所示的信息。

```
NOTE：Compiling DISPLAY_DATA. FRAME SASUSER. EXAMPLE. DISPLAY_DATA. SCL).
NOTE：Code generated for DISPLAY_DATA. FRAME.  Code size = 4095.
```

图 6 - 26　框架和框架 SCL 编译完成显示信息

要查看 Log 窗口，选中 View→Log。

在进入最后的测试环节前，应先纠正 Log 窗口中提示的错误和警告信息。

（8）测试 Display _ data 框架

先激活该窗口，选中 Build→Test。运行框架出现后，选中一个数据库的一个表格。例如，选中 Sashelp 数据库和 CLASS 表格，则该表格中的内容即显示于 Table Viewer 中，如图 6 - 27 中所示。

（9）测试 WHERE 子集

通过点击"Subset with WHERE"按钮来测试子集能力。先弹出 WHERE 语句开发器，如图 6 - 28 所示。

构建简单的 WHERE 语句来显示 SASHELP. CLASS 表格中的女性组数据，可按以下步骤操作：点击选项中的 sex；在 operators 清单中选中 EQ；在选项中点击＜LOOKUP distinct values＞；选中 F；点击 OK。则 CLASS 表格中的数据仅显示出包含 SEX＝'F'的数据行，如图 6 - 29 所示。

点击"Clear Subset"按钮可清除 WHERE 子集，点击"Close Window"按钮可关闭框架。

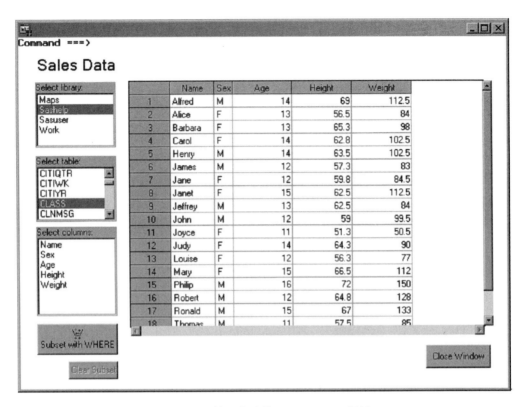

图 6-27　编译完成的 Display_data 框架

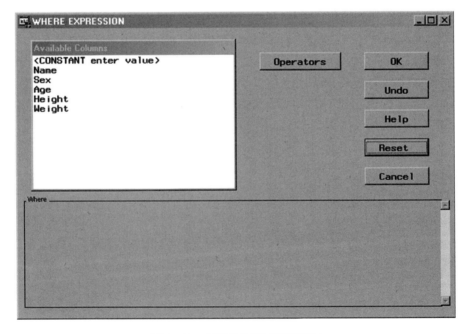

图 6-28　WHERE 语句开发窗口

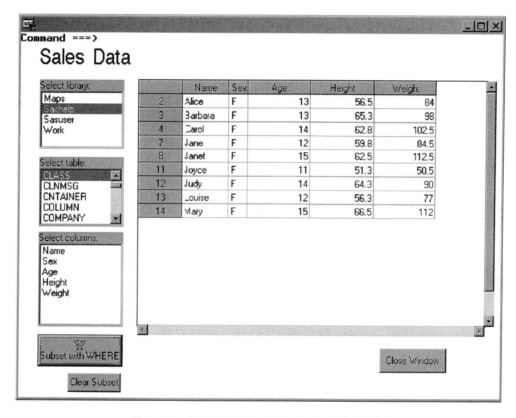

图 6 - 29　显示 WHERE　SEX='F'子集的结果

（10）移除框架的命令行

在框架的顶部有一个命令行（Command===>）。默认状态下，所有的框架都有命令行，可以让用户输入 SAS 命令语句。要移除框架顶部的命令行，可以将框架的 bannerType 属性设置为"None"。列于属性窗口中的框架显示为 _ FRAME _ 。设置好 bannerType 属性后，重新编译框架，并再次测试框架。当完成测试后，关闭所有的 Display _ data 框架。

三、Create _ report 框架开发

第二个要开发的是 Create _ report 框架。这个框架可以使用户定义标准，然后根据 SAS 表格中的数据来产生一个报表。图 6 - 30 是已经完成的 Create _ report 框架。

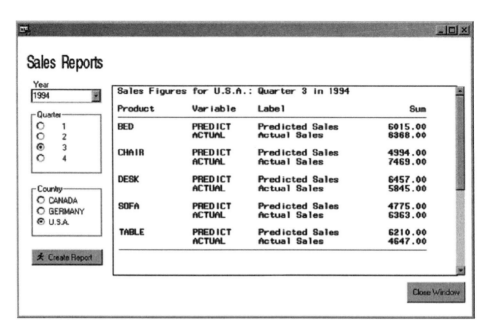

图 6 - 30　完成的 Create _ report 框架

（一）创建 Create _ report 框架

在 SAS 命令行中键入下列命令，来创建 Create _ report 框架：

"build sasuser. example. Create _ report. frame"，跳出空框架和元件窗口。

（二）开发 Create _ report 框架的图形用户界面

为框架创建图形用户界面，将元件窗口中的控件拖到框架上，并按照图 6 - 31 中的样图进行排列，控件包括：Text Label 控件、Combo Box 控件、Radio Box 控件（两个）、Push 按钮控件（两个）和 External File Viewer 控件。

将所有需要的控件拖放到框架上后，如图 6 - 31 所示。

1. 设置 Create _ report 控件的属性值

将这些控件重新命名，使得它们在属性窗口中均有一定的含义。这些控件名称会在编写 SCL 代码时用到。

（1）在属性窗口中按照下列步骤设置控件的 name 属性：将 Combobox1 改为 YearCombobox；Radiobox1 改为 QuarterRadiobox；Radiobox2 改为 CountryRa-diobox；Pushbutton1 改为 CreateRptButton；Pushbutton2 改为 CloseButton；Exter-nalfileviewer1 改为 ReportViewer。

（2）设置用户界面的文本，操作步骤为：将 Textlabel1 字体属性改为 Arial，常规，16 号；Textlabel1 标题属性设置为 Sales Reports；调整 Textlabel1 控件的大小，使整个文字能够容纳下。

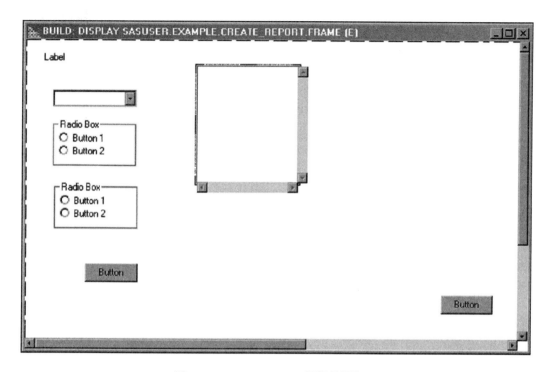

图 6‑31　**Create＿report 框架的预备图**

（3）定义报表格式的控件设置文本格式，操作步骤为：将 YearCombobox border-Style 属性改为 Simple；YearCombobox borderTitle 属性改为 Year；QuarterRadiobox borderTitle 属性改为 Quarter；CountryRadiobox borderTitle 属性改为 Country。

（4）在 CreateRptButton 按钮上添加文字和图标，操作步骤为：将 buttonStyle 属性改为 Icon with Text to Right；icon 属性改为 296；label 属性改为 Create Report；调整 CreateRptButton 按钮的大小，使文字和图标能够容下。

（5）设置 CloseButton 按钮，操作步骤为：将 commandOnClick 属性改为 end；（在命令后面添加分号）；height 属性改为 30；label 属性改为 Close Window；width 属性改为 80。

将框架的 bannerType 属性设置为 None，以去除框架命令行。

（6）为了可以选择 1993 和 1994 年这两个选项，设置 YearCombobox 的 items 属性，操作步骤为：点击 YearCombobox 下拉条到 items 属性；点击 Value 列；点击 Value 列的省略号按钮；弹出 List 编辑器（见图 6‑32）；添加 1993 和 1994 两个数值；点击 OK 键，退出 List 编辑器。

最后，放大 External File Viewer 控件，使之与图示 6‑31 中的大小相似。

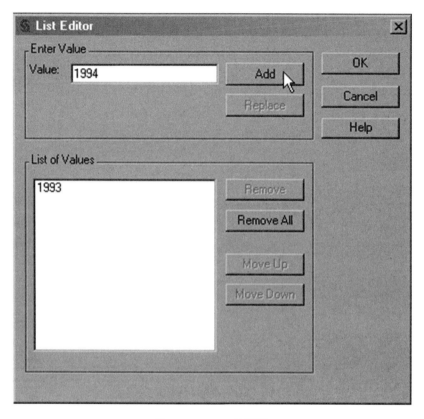

图 6 - 32 List 编辑器

2. Create _ report 框架控件上中添加模块

（1）将框架上的控件与对应的模块元件相互关联：操作步骤为：将 Variable Values List Model 拖放到 QuarterRadiobox 上；Variable Values List Model 自动命名为 Variablevalueslist1。

（2）在属性窗口设置 Variablevalueslist1 属性，操作步骤为：将 dataset 属性改为 sashelp. prdsale；variable 属性改为 Quarter；将 Variable Values List Model 拖放到 CountryRadiobox 上。Variable Values List Model 自动命名为 Variablevalueslist2。

（3）在属性窗口设置 Variablevalueslist2 属性，操作步骤为：将 dataset 属性改为 sashelp. prdsale；variable 属性改为 Country。

现在，这两个 Radio Box 控件中已有数值。必要时再调整一下框架上控件的大小。有时，最初设置的控件大小位置等版面设计并不显示数据（例如，Radio Box 设置太短，数据放不下）。水平拉伸 Radio Box 控件，使之与图示 6 - 31 中的排版相同。

3. Create _ report 框架中添加 SCL 代码

在 Create _ report 框架中插入图 6 - 33 的框架 SCL，保存后关闭框架 SCL 窗口。

```
dcl num rc;                                          proc means data = sashelp. prdsale
dcl list messageList = {};                           nonobs sum;
dcl char(7) countryName,                             where country = '&countryName' and
char(1) quarterValue,                                year = &yearValue and quarter =
char(4) yearValue,                                   &quarterValue;
char(2) command;                                     class product;
INIT;                                                var predict actual;
rc = insertc(messageList, 'To create the re-         title1 'Sales Figures for
port, please' || 'select values for year, quar-      &country Name. ';
ter, and country. ');                                title2 'Quarter &quarterValue in
rc = filename('out', ' ', 'temp');                   &yearValue';
ReportViewer. _showEndOfFile('no');                  run;
return;                                               proc printto;
CreateRptButton;                                     run;
if ReportViewer. fileref ne ' ' then ReportView-     options date number center;
er. fileref = ' ';                                   endsubmit;
countryName = CountryRadiobox. selectedItem;         ReportViewer. fileref = 'out';
yearValue = YearCombobox. selectedItem;              end;
quarterValue = left(QuarterRadiobox. selecte-        else command = messagebox(messageList, '!',
dItem);                                              'O', 'Application warning message');
if countryName ne ' ' and yearValue ne ' ' and       return;
quarterValue ne ' ' then do;                         TERM;
submit continue;                                     messageList = dellist(messageList);
proc printto print = out new;                        reportViewer. fileref = ' ';
ods noproctitle;                                     rc = filename('out', ' ');
options nodate nonumber nocenter;                    return;
```

图 6 - 33　Create _ report 框架中插入的框架 SCL

4. 编译 Create _ report 框架

图形用户界面和 SCL 代码的开发工作完成后，即可编译 Create _ report 框架。要编译该框架，首先将窗口激活，然后选中 Build→Compile。

当框架和框架 SCL 编译完成后，即可在 Log 窗口中查看到图 6 - 34 信息。

```
NOTE：Compiling CREATE_REPORT. FRAME (SASUSER. EXAMPLE. CREATE_REPORT. SCL).
NOTE：Code generated for CREATE_REPORT. FRAME. Code size = 4095.
```

图 6 - 34　框架和框架 SCL 编译完成显示的信息

要查看 Log 窗口，选中 View→Log。

在进入最后的测试环节前，应先纠正 Log 窗口中提示的错误和警告信息。

5. 测试 Create _ report 框架

由于 Create _ report 框架 SCL 代码中包含一个 SUBMIT 区段代码，所以不能采用

Build→Test 菜单命令方式进行测试。否则，当点击 Create report 按钮时，程序会提示出错。因此，要测试这个框架必须跳出 SAS/AF 开发环境。

在 SAS Explore 窗口环境中，测试 Create_report 框架，操作步骤为：关闭 Create_report 框架；点击 Explorer SAS 主窗口左下角的标签；导航到 Create_report 框架（在 SASUSER 目录下的 Example 子目录内）；右击 Create_report 框架，然后选择运行；

当框架运行时，选中年、季度和国家，点击 Create Report 按钮，跳出如图 6-35 所示的窗口。

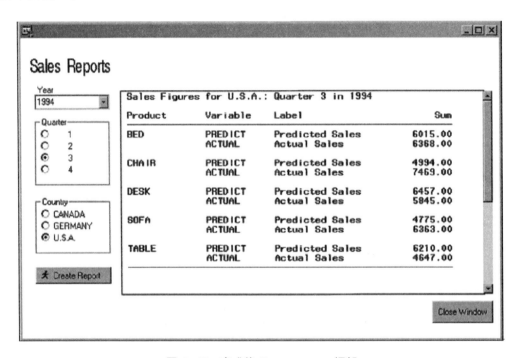

图 6-35　完成的 Create_report 框架

报表创建完成后，通过查看 Log 窗口，可以看到 SUBMIT 区段的代码也已运行。完成测试后，关闭所有的 Create_report 框架。

四、Start_menu 框架开发

最后要开发的框架是一个导航系统，用来引导到刚才开发的两个框架。一旦开发完成，这个 Start_menu 框架可以让用户只需通过点击一个按钮，即可访问到 Display_report 框架或者 Create_report 框架。图 6-36 是开发完成的 Start_menu 框架。

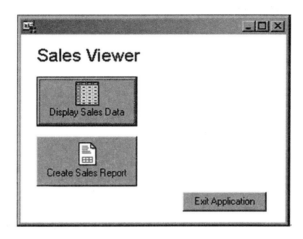

图 6-36　开发完成的 Start_menu 框架

（一）创建 Start_menu 框架

在 SAS 命令行中键入下列命令，来创建 Start_menu 框架：
"build sasuser. example. Start_menu. frame"，跳出空框架和元件窗口。

（二）开发 Start_menu 框架的图形用户界面

为框架创建图形用户界面，将元件窗口中的控件拖到框架上，并按照图 6-37 中的样图进行排列，控件包括：Text Label 控件、Push 按钮控件（3 个）。

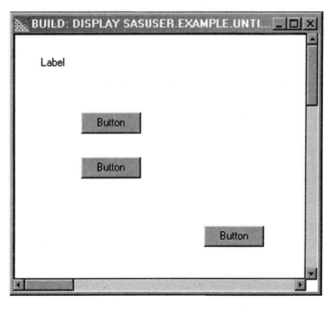

图 6-37　Start_menu 框架预备图

1. 设置 Start_menu 控件的属性值

（1）设置 Textlabel1 属性：将 label 属性改为 Sales Viewer；font 属性改为 Arial，常规，14；调整 Textlabel1 控件的大小，使整个文字能够容纳下。

（2）设置 Pushbutton1 属性：将 buttonStyle 属性改为 Icon with Text Under；icon 属性改为 212；iconStyle 属性改为 Large Icons；height 属性改为 60；label 属性改为 Display Sales Data；name 属性改为 DisplayDataButton width 属性改为 120。

（3）设置 Pushbutton2 属性：将 buttonStyle 属性改为 Icon with Text Under；height 属性改为 60；icon 属性改为 335；iconStyle 属性改为 Large Icons；label 属性改为 Create Sales Report；name 属性改为 CreateRptButton；width 属性改为 120；

（4）设置 Pushbutton3 属性：将 label 属性改为 Exit Application；name 属性改为 ExitButton；width 属性改为 100。

最后，将框架的 bannerType 属性设置为 None。按照图示 6-37 所示将控件排列整齐。

2. Start_menu 框架中添加 SCL 代码

Start_menu 框架中添加图 6-38 所示的框架 SCL，保存后关闭框架 SCL 窗口。

```
DisplayDataButton:
call display('Display_data.frame');
return;
CreateRptButton:
call display('Create_report.frame');
return;
ExitButton:
dcl list message = {'Are you sure you want to
```

```
exit?', 'Be honest.'};
response = messagebox(message, '!',
'YN', 'Confirm Exit');
if response = 'YES' then call
execcmd('end;');
message = dellist(message);
return;
```

图 6-38　Start_menu 框架中添加的框架 SCL

3. 测试 Start_menu 框架

选择 Build→Test 菜单命令来测试 Start_menu 框架。确保 Display Sales Data 和 Create Sales Report 按钮可以访问到对应的框架，而 Exit Application 按钮可以执行退出指令。

（三）测试应用程序

要测试整个应用程序，每个框架都需要分别编译。由于 Create_report 框架中有 SUBMIT 语句，必须在非开发环境下测试程序。

按照以下步骤测试整个应用程序：

（1）关闭 Start_menu 框架和任何已打开的框架；

（2）在 SAS Explorer 窗口运行 Start _ menu 框架；

（3）测试每个框架每个控件的功能。

如果碰到某个框架或控件无法正常运行，退出程序，重新编译框架，再测试、诊断，查找问题出现的症结。

参考文献

[1] 张其鹏，石磊，芮伟，等．SARS 冠状病毒全基因组突变初步分析［J］．北京大学学报：医学版，2003，35（B05）：130－131.

[2] 王嘉丽，张俊磊，安静．SARS 病毒的研究进展［J］．第二军医大学学报，2003，25（9）：828－830.

[3] 李刚．甲型 H1N1 流感病毒的分子特征［J］．首都医科大学学报，2009，30（3）：267－270.

[4] 陈红兵，金玉芬，于庭，等．结核分枝杆菌耐药分析及基因检测研究［J］．中国实验诊断学，2010，14（12）：1965－1668.

[5] 韩中庚．数学建模方法及其应用［M］．北京：高等教育出版社，2005：6.

[6] 赵振宇，张伟，陈红霞．基于模糊德尔菲法的国家助学贷款信用风险评估研究［J］．黑龙江高教研究，2011，201（1）：57－59.

[7] 高忠长，吴晓燕，吴静．基于专家评估法的面向对象建模与仿真 VV&A 研究［J］．现代防御技术，2010，38（1）：117－127.

[8] 谈立峰，郝东平，孙樨陵，等．综合应用风险矩阵法与 Borda 序值法评价区域性大型活动公共卫生突发事件风险［J］．环境与职业医学，2012，29（9）：556－560.

[9] 董艳，李剑峰，王连军，等，基于风险矩阵法与 Borda 排序法对某城区突发事件的风险评估［J］．安全与环境学报，2010，10（4）：213－216.

[10] 欧剑鸣，洪荣涛，许龙善，等．福建省 2009 年甲型 H1N1 流感 122 例流行病学特征分析［J］．中国人兽共患病学报，201109，25（8）：711－714.

[11] 曹玉玺，付士红，张稷博，等．辽宁省部分地区 2008 年虫媒病毒分离鉴定［J］．中国媒介生物学及控制杂志．2012，23（2）：93－97.

[12] 周晓农，杨国静，杨坤，等．中国空间流行病学的发展历程与发展趋势［J］．中华流行病学杂志．2011，32（9）：854－858.

[13] 曾泽锋，于洋．疟疾卫生检疫风险评估指标体系的建立及其应用［J］．中国国境卫生检疫杂志，2006，29（增）：23－26.

[14] 尹军，黄坚辉，丁永健，等．出入境特殊物品风险评估体系建立和评估软件研究［J］．中国国境卫生检疫杂志，2012，35（6）：397－403.

[15] 王保刚，上官文学，黄健华，等．国境口岸呼吸道传染病传入风险评估体系的建立与应用［J］．中国国境卫生检疫杂志，2012，35（5）：296－305.

［16］曹志冬，王劲峰，高一鸽，等．广州SARS流行的空间风险因子与空间相关性特征［J］．地理学报，2008，63（9）：982-993．

［17］王旭霞，张晓曙，李慧．应用集中度及圆分布法分析甘肃省1962-2010年流行性乙型脑炎发病季节性特征［J］．中国人兽共患病学报，2014，30（12）：1206-1208．

［18］金丕焕主编．医用统计方法（第2版）［M］．上海：复旦大学出版社，2003，211-217．

［19］裘炯良，郑剑宁，林军，马立新，等．基于SAS的全球外来医学媒介生物截获统计地图绘制［J］．中国媒介生物学及控制杂志，2012，23（5）：150-153．

［20］World Health Organization. International Health Regulation（2005）- 2nd ed.［M］．Switzerland：WHO Press，2008：43．

［21］World Health Organization. Middle East respiratory syndrome coronavirus（MERS-CoV）- update. http：//www. who. int/csr/don/2013 _ 06 _ 14/en/index. html（2013/6/14）．

［22］World Health Organization. Human infection with avian influenza A（H7N9）virus-update. http：//www. who. int/csr/don/2013 _ 05 _ 29/en/index. html（2013/5/29）．

［23］World Health Organization. Ebola outbreak in Democratic Republic of Congo-update. http：//www. who. int/csr/don/2012 _ 09 _ 27/en/index. html（2012/9/27）．

［24］World Health Organization. Influenza A（H1N1）- update 16. http：//www. who. int/csr/don/2009 _ 05 _ 05a/en/index. html.（2009/5/5）．

［25］SAS Institute Inc. SAS/GRAPHR9 Reference［M］．Cary，NC：SAS Institute Inc. USA，2002．

［26］SAS Institute Inc. SAS/ETSR9 User's Guide［M］．Cary，NC：SAS Institute Inc. USA，2002．

［27］SAS Institute Inc. SAS/FSPR9 Procedures Guide［M］．Cary，NC：SAS Institute Inc. USA，2002．

［28］SAS Institute Inc. SAS/ORR9 User's Guide：Mathematical Programming［M］．Cary，NC：SAS Institute Inc. USA，2002．

［29］SAS Institute Inc. SAS/AFR9 Procedure Guide［M］．Cary，NC：SAS Institute Inc. USA，2002．

［30］SAS Institute Inc. SAS/IMLR9 User's Guide［M］．SAS Institute Inc.，Cary，NC，USA，2002．

［31］SAS Institute Inc. Get Started With SAS Enterprise Miner［M］．SAS Institute Inc.，Cary，NC，USA，2004．